SITZUNGSBERICHTE DER SÄCHSISCHEN AKADEMIE
DER WISSENSCHAFTEN ZU LEIPZIG

Mathematisch-naturwissenschaftliche Klasse
Band 120 · Heft 3

JOACHIM-HERMANN SCHARF

ANFÄNGE VON SYSTEMATISCHER ANATOMIE UND TERATOLOGIE IM ALTEN BABYLON

AKADEMIE-VERLAG BERLIN
1988

SITZUNGSBERICHTE DER SÄCHSISCHEN AKADEMIE DER WISSENSCHAFTEN ZU LEIPZIG

MATHEMATISCH-NATURWISSENSCHAFTLICHE KLASSE

Band 112

Heft 1 Prof. Dr. WALTER BREDNOW, Spiegel, Doppelspiegel und Spiegelungen – eine „wunderliche Symbolik" Goethes 1975. 28 Seiten – 4 Abbildungen – 8° – M 3,–

Heft 2 Prof. Dr. ARTHUR LÖSCHE, Über negative absolute Temperaturen. Eine Einführung 1976. 26 Seiten – 12 Abbildungen – 8° – M 4,–

Heft 3 Prof. Dr. med. HERBERT JORDAN, Kurorttherapie: Prinzip und Probleme 1976. 31 Seiten – 10 Abbildungen – 1 Tabelle – 8° – M 4,50

Heft 4 Prof. Dr. FRIEDRICH WOLF / Dr. PETER FRÖHLICH, Zur Druckabhängigkeit von Ionenaustauschreaktionen 1977. 13 Seiten – 6 Abbildungen – 1 Tabelle – 8° – M 2,–

Heft 5 Prof. Dr. DIETRICH UHLMANN, Möglichkeiten und Grenzen einer Regenerierung geschädigter Ökosysteme 1977. 50 Seiten – 20 Abbildungen – 2 Tabellen – 8° – M 6,50

Heft 6 Prof. Dr. ERICH RAMMLER, Zwei Jahrzehnte Entwicklung des Einsatzes der Energieträger Kohle und Erdöl im Weltmaßstab 1977. 29 Seiten – 6 Abbildungen – 4 Tabellen – 8° – M 4,–

Heft 7 Prof. Dr. ULRICH FREIMUTH, Umweltprobleme in der Ernährung 1977. 32 Seiten – 3 Abbildungen – 4 Tabellen – 8° – M 4,–

Band 113

Heft 1 Prof. Dr. ERICH LANGE, Allgemeingültige Veranschaulichung des II. Hauptsatzes 1978. 22 Seiten – 10 grafische Darstellungen – 8° – M 4,–

Heft 2 Prof. Dr. HERBERT BECKERT, Bemerkungen zur Theorie der Stabilität 1977. 19 Seiten – 8° – M 2,50

Heft 3 Prof. Dr. sc. KLAUS DÖRTER, Probleme und Erfahrungen bei der Entwicklung einer intensiven landwirtschaftlichen Produktion im Landschaftsschutzgebiet des Harzes 1978. 20 Seiten – 6 Abbildungen, davon 4 farbige auf 2 Tafeln – 2 Tabellen – 8° – M 7,–

Heft 4 Prof. Dr. sc. med. HANS DRISCHEL, Elektromagnetische Felder und Lebewesen 1978. 31 Seiten – 14 Abbildungen – 2 Tabellen – 8° – M 5,–

Heft 5 Prof. Dr. MANFRED GERSCH, Wachstum und Wachstumsregulatoren der Krebse. Biologische Erkenntnisse und generelle Erwägungen 1979. 32 Seiten – 13 Abbildungen – 1 Tabelle – 8° – M 6,–

Heft 6 Prof. Dr. rer. nat. FRIEDRICH WOLF / Dr. rer. nat. URSULA KOCH, Über den Einfluß der chemischen Struktur von Dispersionsfarbstoffen auf deren Dispersionsstabilität 1979. 18 Seiten – 3 Abbildungen – 10 Tabellen – 8° – M 3,50

Heft 7 Prof. Dr. rer. nat. FRIEDRICH WOLF / Dr. rer. nat. WOLFGANG HEYER, Zur Sorption an Tetracalciumaluminathydroxysalzen 1980. 12 Seiten – 5 Abbildungen – 4 Tabellen – 8° – M 2,–

Band 114

Heft 1 Prof. Dr. HASSO ESSBACH, Morphologisches zur orthologischen und pathologischen Differenzierung und zum Anpassungs- und Abwehrvermögen der menschlichen Placenta 1980. 19 Seiten – 12 Abbildungen – 8° – M 4,–

Heft 2 Prof. Dr. med. WERNER RIES, Risikofaktoren des Alterns aus klinischer Sicht 1980. 19 Seiten – 9 Abbildungen, davon 1 Abbildung auf Tafel – 8° – M 4,–

Heft 3 Prof. Dr. OTT-HEINRICH KELLER, Anschaulichkeit und Eleganz beim Alexanderschen Dualitätssatz 1980. 19 Seiten – 8° – M 4,–

Heft 4 Prof. Dr. rer. nat. BENNO PARTHIER, Die cytologische Symbiose am Beispiel der Biogenese von Zellorganellen 1981. 29 Seiten – 16 Abbildungen – 2 Tabellen – 8° – M 6,–

Heft 5 Prof. Dr. F. WOLF / Dr. S. ECKERT / Dr. M. WEISE / Dr. S. LINDAU, Untersuchungen zur Synthese und Anwendung bipolarer Ionenaustauschharze 1980. 12 Seiten – 6 Tabellen – 8° – M 2,–

Heft 6 Prof. Dr. med. HERBERT JORDAN, Balneobioklimatologie – Eine Zielstellung im Mensch-Umwelt-Konzept 1981. 25 Seiten – 8 Abbildungen – 1 Tabelle – 8° – M 4,–

SITZUNGSBERICHTE DER SÄCHSISCHEN AKADEMIE
DER WISSENSCHAFTEN ZU LEIPZIG

Mathematisch-naturwissenschaftliche Klasse
Band 120 · Heft 3

JOACHIM-HERMANN SCHARF

ANFÄNGE VON SYSTEMATISCHER ANATOMIE UND TERATOLOGIE IM ALTEN BABYLON

mit 18 Abbildungen

AKADEMIE-VERLAG BERLIN
1988

Vorgetragen in der Sitzung am 14. Februar 1986
Manuskript eingereicht am 29. April 1986
Druckfertig erklärt am 16. November 1987

ISBN 3-05-500481-7
ISSN 0371-327X

Erschienen im Akademie-Verlag Berlin, DDR-1086 Berlin, Leipziger Straße 3–4

Lizenznummer: 202 · 100/390/87
Printed in the German Democratic Republic
Gesamtherstellung: VEB Druckhaus „Maxim Gorki“, 7400 Altenburg
LSV 2005
Bestellnummer: 763 824 7 (2027/120/3)

00800

1. Zur Einführung

Nachdem es GROTEFEND (1802) gelungen war, einige Keilschriftzeichen der altpersischen Keilschrift zu entziffern und ihre ungefähren Lautwerte zu erkennen, wurde in mühsamer Kleinarbeit die Keilschrift lesbar gemacht. Es wurde bald deutlich, daß die altpersische Keilschrift nur eine vereinfachte Variante der von den Sumerern erfundenen Schrift mit dem Keil als elementarem Zeichen ist und daß diese Schrift im Verlaufe ihrer mindestens 2500 Jahre währenden Anwendung mehrfach verändert wurde. Die schöne und relativ leicht lesbare neuassyrische Schrift wurde zuerst erschlossen, und der Beschäftigung mit dieser Schrift und der Sprache, die mit ihr geschrieben worden ist, verdankt die zuständige Disziplin ihren Namen, obwohl sie längst mit allen Dialekten und Entwicklungsstufen des Akkadischen vertraut ist, die Assyriologie. Auch nachdem erkannt wurde, daß nicht die ostsemitischen Akkader die Keilschrift für ihre Sprache erfunden haben, sondern daß sie diese „fertig" von den Sumerern samt einer Fülle von Lehn- und Fremdwörtern übernommen haben, und auch, nachdem die nichtsemitische sumerische Sprache weithin rekonstruiert ist, gibt es auch heute noch — nach rund 185jähriger Forschung — Ideogramme und Ideogrammverbindungen, denen man zwar einen vorläufigen Lautwert zuordnen kann, von denen man aber weder die wirklichen sumerischen Lautungen, noch die akkadischen Entsprechungen kennt, ja von vielen Ideogrammen kann man bis heute noch nicht einmal sicher die Bedeutung angeben. In größeren literarischen Texten konnten viele Ideogrammbedeutungen aus dem Satzzusammenhang erschlossen werden, doch gibt es zahlreiche Texte, in denen das nicht gelingt. Von einigen solcher Schreibungen wird im folgenden die Rede sein.

Die Assyriologie war selbstverständlich zunächst eine Domäne der Semitisten, die sich mit Recht dem ältesten schriftlich überlieferten Zweig der semitischen Sprachenfamilie zuwandten, aber bald erkannten die Assyriologen, daß es nicht nur literarische, juristische und ökonomische Texte gab, sondern auch für sie fast unverständliche Keilschrifturkunden offensichtlich naturwissenschaftlichen und medizinischen Inhalts. Waren es rein astrologische Omina, dann konnten auch Assyriologen ohne astronomische Ausbildung in vielen Fällen brauchbare Übersetzungen liefern — z. B. THOMPSON (1900) —, aber in wirklich astronomischen Tafeln wimmelt es oft schon in den Keilschrifttext-Editionen von Kopierfehlern, z. T. weil der Text dem Kopisten unverständlich war, so z. B. noch Craig (1899). Hier waren die Fachleute gefordert, und eine Wende trat ein, als Eppings (1888) grundlegendes Werk erschien: Astronom und Semitist in Personalunion mußte man sein, um die babylonische Astronomie rekonstruieren zu können. Kuglers (1900, 1907 bis 1935) Lebenswerk hat uns dann die Fülle der babylonischen Astronomie von anfänglich noch ziemlich naiver Beobachtung bis zur mathematischen Meisterleistung eines Kidinnu als Vorbild für die Griechen und damit letztlich das ganze Abendland wiedererschlossen. Durch Epping und Kugler angeregt, haben sich viele andere Astronomen und Mathematiker mit der Keilschriftliteratur vertraut gemacht — ich erwähne stellvertretend für alle unser auswärtiges Mitglied van der Waerden (1980) —, und andererseits hielten manche Assyriologen die Zeit für gekommen, sich selbst astronomische Fachkenntnisse anzueignen. Heute sind die meisten Keilschrifttexte astronomischen Inhalts verständlich, obwohl jede Ausgrabung neue Tafeln bringt und noch viel zu tun bleibt.

Anders ist dies mit einer anderen Textkategorie, den Eingeweide-Omina. Diese enthalten in den Protasen anatomische Beobachtungen, aus denen in den Apodosen geweissagt wird. Astronomie und Anatomie kommen also aus einer gemeinsamen Wurzel: Die Astronomen waren in der Frühzeit vor allem Astrologen und erst später Wissenschaftler, die für die Naturerkenntnis arbeiteten und „nebenbei“ die Astrologen mit Daten zu beliefern hatten, obwohl sie eigentlich für das „Nebenbei“ ihre Gehälter bezogen. Die Anatomen waren wahrscheinlich in Mesopotamien *nur* Opferschauer, allenfalls später „Handwerker“ im Dienste der Opferschauer, denn bis jetzt sind rein-anatomische oder medizinisch-anatomische Texte auf gleichem oder sogar höherem Befundungs-Niveau als die Omina nicht bekannt geworden. Dies ist vielleicht auch der Grund dafür, daß sich die Medizinhistoriker — wie etwa v. Oefele (1902) und v. Töply (1903) — nach anfänglichem Interesse kaum noch mit den anatomischen Omina befaßten. Die Anatomen haben sich bislang leider überhaupt nicht um die altmesopotamische Abstammung ihres Faches gekümmert, obwohl der Etruskologe Deecke (1880, 1882) gezeigt hat, daß einige antike Nomina anatomica dem Berufsjargon der Haruspices entstammen, und der Anatom Stieda (1900) beim Vergleich der Lebernachbildungen aus Bronze oder Alabaster der Etrusker mit den um 1 Jahrtausend älteren Tonlebern aus Mesopotamien deren prinzipielle Übereinstimmung erkannte. Da überdies der geniale Hyrtl (1879) für einige noch jetzt gebräuchliche anatomische Bezeichnungen die Herkunft aus dem Semitischen zeigen konnte, hätte man eigentlich hellhörig werden müssen. Aber es geschah nichts! Jastrow (1905/1912) hat zwar als Assyriologe den Rat der Anatomen eingeholt und dadurch auch die Bedeutung einiger bis dahin unverständlicher Ideogramme in Omina erkannt, von einigen auch die heute noch gültige Lesung und ihre akkadischen Entsprechungen festgestellt, aber es gelang ihm nicht, die Anatomen wachzurütteln. Das früheste Nachschlagewerk über die babylonisch-assyrischen Bezeichnungen der Körperteile stammt von einem Assyriologen: HOLMA (1911). Daß es heute veraltet ist, schmälert seinen Wert als Pionierleistung nicht, aber schlimm ist, daß sich nicht ein einziger Schüler HYRTLS nach dessen Tod — etwa mit HOLMA zusammen — um die Fortführung der Suche nach dem Ursprung der Anatomie bemüht hat. Auch der wohl derzeit beste Kenner antiker Leberanatomie, MANI (1959, 1967), weicht bei allen seinen unbestreitbaren Verdiensten dem mesopotamischen Kulturkreis aus. Einzig SLÍPKA (1968) fand es der Mühe wert, mit Unterstützung durch Assyriologen die Mehrfachmißbildungen aus den Izbum-Omina aufzuarbeiten.

So ist leider festzustellen, daß es in der anatomischen und medizin-historischen Literatur von MAGNUS (1903) und HORSTMANN (1905) bis MEYER-STEINEG und SUDHOFF (1950), METTE und WINTER (1968) sowie SCHIPPERGES (1970) mehr Spekulation als Quellenstudium gibt. Beliebtes Thema ist die Frage: „Kannten die Babylonier die Staroperation?“, wobei man die bis heute leider nicht klar übersetzbaren „Mediziner-Paragraphen“ des Codex ḪAMMURAPI dreht und wendet. Das ist — man möge mir verzeihen — Glasperlenspiel, solange nicht in einer lexikalischen Liste das akkadische Äquivalent des Ideogramms GÍR.ZAL „Messer-glänzendes“ und in einer Synonymenliste ein eindeutig verständliches, aber auch spezifisches Synonym zu *nakkaptum* „Augenbrauenbogen, Schläfe“ gefunden wurden, so daß Instrument und Operationsstelle bestimmbar sind.

Die alte, in der antiken Tradition stehende Anatomie endet und die moderne beginnt mit VESALIUS (1543). Er erwähnt noch die 4 antiken Namen *focus*, *mensa*, *culter*, *auriga*, die er für die Bezeichnungen der 4 Hauptlappen der Leber hielt, ohne ihre Zuordnung zu den einzelnen Lobi zu kennen. VESALIUS' anschließende Spekulation über die Funktionen, die sich mit diesen Bezeichnungen verbinden könnten, HYRTLS (1879) semitistische Reflexionen, eigene Zufallsfunde alter anatomischer Bezeichnungen mit vermutlich vor-arabischer, aber dennoch semitischer Etymologie oder Bedeutungsentlehnung (Lehnübersetzung; SCHARF [1986]) und STIEDAS (1900) Vergleich der archäologisch sicher datierten Lebernachbildungen reizten mich, die Fragmente der mediterranen Mantiker kennenzulernen. Von ihnen führte mich die Beschäftigung mit der babylonischen Astronomie auf die babylonische Omen-Literatur, und in dieser fand ich, was ich suchte: Die Anfänge der anatomischen Wissenschaft.

Nun erwarte ich den Einwand, babylonische Omina hätten mit Wissenschaft nichts, aber viel mit primitivem Aberglauben zu tun. Zugegeben, aber *nur* für die Apodosen, die — soweit wir das Denken der Bārû nachvollziehen können — auf falschen Analogieschlüssen beruhen. Ich widerspreche indes mit van der Waerden (1980), wenn es um die Protasen geht: Wissenschaft beginnt immer dann, wenn Befunde systematisch gesammelt, nach festen Kriterien geordnet und zur Nachnutzung durch andere festgehalten werden, wobei die Tradierung in der Schriftform schon einen hohen Entwicklungs-

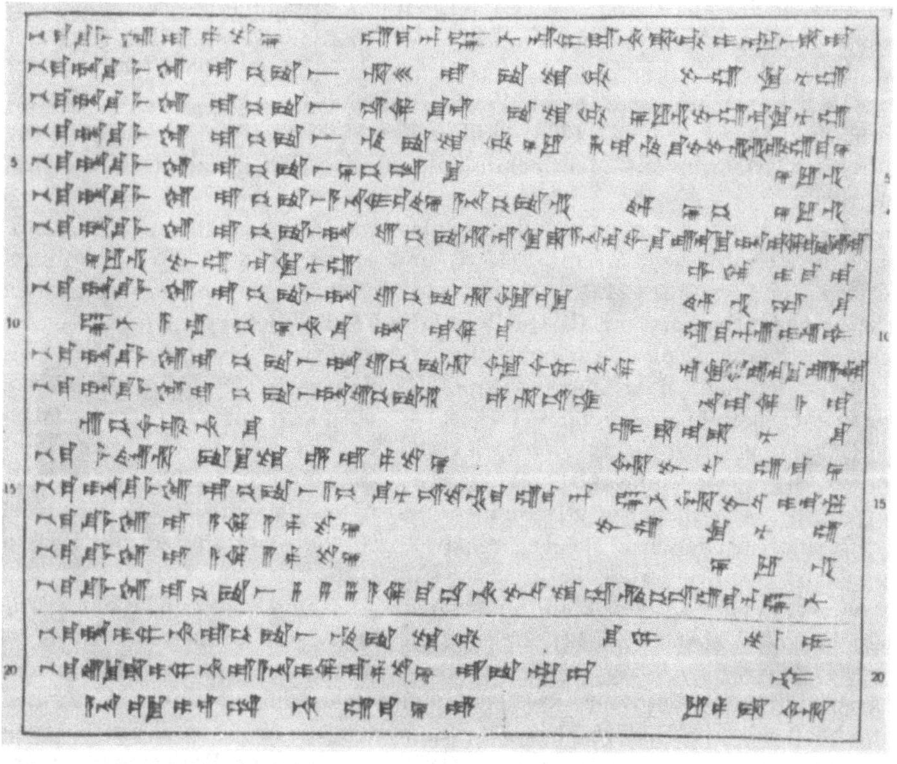

Abb. 1a. Vorderseite von VAT 8611 (= KAR 150) nach der Autographie von Ebeling (1919).

stand darstellt. Dies gilt in gleicher Weise für die astronomischen Omina mit astronomischem Befund in der Protasis, aber astrologischer Deutung in der Apodosis, wie für die Eingeweide-Omina, deren Protasen morphologische Beobachtungen minutiös dokumentieren, die aber dann in den Apodosen nur der Wahrsagerei dienen. Wie systematisch die Sammlungen angelegt wurden, hoffe ich zeigen zu können. Man muß nicht Keilschrift lesen und auch nicht Altbabylonisch verstehen können, um z. B. in der Tafel VAT 8611 (Abb. 1) beim Blick auf die Zeilen 2 bis 15 zu erkennen, daß die ersten 11 Zeichen jeder Zeile gleich sind, was sofort die Vermutung aufkommen läßt, daß diese 11 Zeichen ein Ordnungsprinzip festlegen, dem die folgenden, von Zeile zu Zeile variierten Zeichen unterworfen sind. Solche Anordnungen finden sich in den meisten Tafeln dieser Textkategorie. Hätte sich — um ein Beispiel zu zeigen — mein sonst hochverdienter Fachkollege SIWE (1937) die Mühe ge-

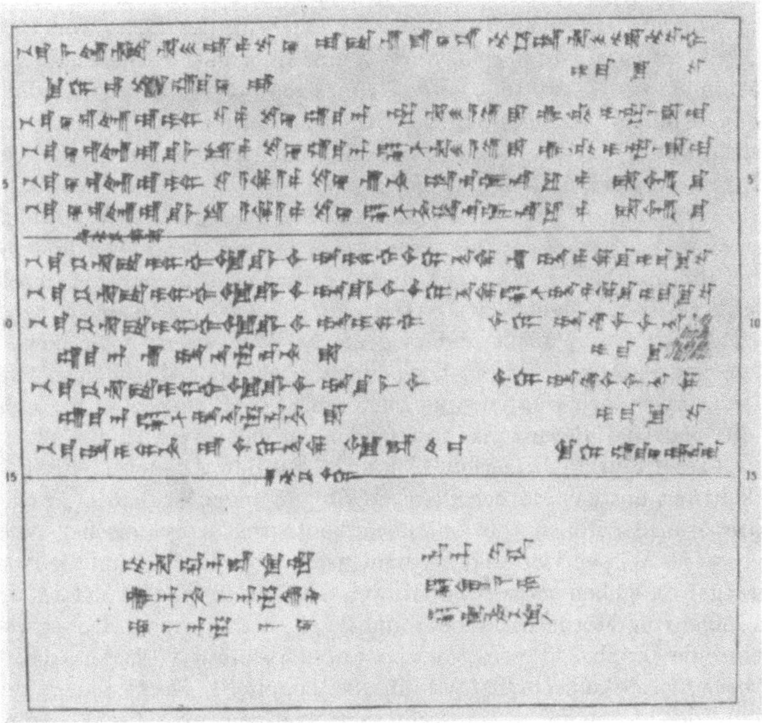

Abb. 1b. Rückseite von VAT 8611 (= KAR 150) nach der Autographie von EBELING (1919). Das von EBELING eingefügte Ausrufungszeichen (!) in Zeile 17 nach dem Zeichen DUGUD wurde entfernt.

macht, nur eine einzige dieser Tafeln anzuschauen, dann hätte er wohl nicht an den Babyloniern *vorbei* geschrieben:

„Die Leber hat und braucht keine selbständige äußere Gestalt ... Die Gestalt der ganzen Leber stellt gleichsam einen Einguß der ganzen Lebermasse in den von den Nachbarorganen umgrenzten und durch deren Gestalt und relative Lagerung bei manchen Tieren sehr unregelmäßig gestalteten Raum dar, dessen Gesamtgröße aber durch die wachsende Masse der Leber bestimmt wird. Später aber bewirkt der Druck der Nachbarorgane Druckatrophie an der Leber ... (ROUX 1880, 1922)[1].

So weit ist man also nach wohl einigen Tausend Jahren Studien der Form der Leber gekommen, die von den Priestern der alten Babylonier begonnen und von Medizinern und Naturwissenschaftlern mit einer Energie und oft auch mit einem Übermaß an Leidenschaft, die Besserem hätte dienen können, fortgesetzt worden ist."

Die babylonischen Priester-Anatomen haben *nicht* „*die* Form *der* Leber" gesucht, sondern sie suchten fast ausschließlich an der Leber von *Ovis aries* nach Abweichungen von der Norm. Wie eine „normale" Schafsleber gestaltet ist, hatten sie im Gedächtnis, so daß sie es nie der Mühe wert fanden, diese Norm auch nur ein einziges Mal schriftlich zu definieren. Sie haben aber auf hunderten von Tafeln Varietäten, Mißbildungen und pathologische Veränderungen protokolliert. Wollte man ihnen etwas vorwerfen, dann allenfalls dies: „Ihr alten Bārû von Babylon habt nicht zwischen angeborenen Mißbildungen und erworbenen pathologischen Veränderungen an der Leber und anderen Organen unterschieden! Was seid ihr für primitive Pfuscher gewesen!" Aber ehe man's zu Ende gedacht hat, schämt man sich: Bis ins 18. Jh. haben unsere Altvorderen das auch nicht anders gemacht, weil sie es auch nicht besser konnten. Die Pathologie ist ein noch junger Zweig der Morphologie! Daß die Babylonier aber doch wußten, was „schlimme" (pathologische) Befunde sind, zeigt die negative Bewertung von Gallenblasenempyem und Gallenblasenblutung (Tafel SCHEIL B, Zeilen 19 und 37) in den Apodosen. Freilich wird heute kein vernünftiger Mensch mehr die Weissagungen — also die Apodosen — für bare Münze nehmen (obwohl noch heute mit babylonischer Astrologie wider besseres Wissen viel Geld verdient wird), aber *wertlos* sind die Apodosen keineswegs: Sie geben *statistische* Hinweise. Wenn in einer Apodosis der Tod des Königs von Mörderhand oder die Vernichtung eines Heeres auf dem Schlachtfelde prophezeit wird, kann man sich darauf verlassen, daß der in der Protasis protokollierte Befund eine Seltenheit ist. Kann man in der Protasis ein Ideogramm nicht transcribieren, weil sein akkadisches Äquivalent noch unbekannt ist, oder kann man ein akkadisches Wort zwar lesen, weiß aber nicht, was es bedeutet, weil es etwa ein Fremdwort aus einer verschollenen Sprache ist, dann kann die Aussage der Apodosis oft die Menge der in Frage kommenden Lesungen des Ideogramms oder der Sinngehalte der unverständlichen Wörter einengen, so daß die Chance größer wird, doch noch zu einer Lesung und schließlich zu einer Übersetzung zu kommen. Hierfür werde ich einige Beispiele zeigen.

[1] Diese Erkenntnis ROUX' hatte schon VESALIUS (1543) vertreten.

2. Arbeitsweise

In den Keilschrifteditionen wurden zunächst nur weitgehend unbeschädigte Tafeln ausgewählt, die Leber- und Gallenblasenbefunde in altbabylonischer Sprache bieten, weil in diesen Texten die syllabischen Schreibungen überwiegen (jungbabylonische Texte enthalten dagegen überwiegend Ideogramme oft unsicherer Lesung). Um eine Vergleichsmöglichkeit zu haben, wurden unter diesen Tafeln diejenigen in die engere Wahl genommen, von denen bereits vollständige fach-assyriologische Bearbeitungen existieren. Diese Tafeln der engeren Wahl habe ich dann ohne Rücksicht auf die schon vorhandene Bearbeitung zunächst transliteriert, d. h. die Ideogramme[1] in lateinische Kapitälchen, die syllabisch[2] geschriebenen Wörter in normale lateinische Schrift übertragen. An die Transliteration (die selbstverständlich schon mit einer rohen Übersetzung kombiniert ist) schloß ich die Transcription an, d. h. ich versuchte, die Ideogramme durch ihre altbabylonischen Äquivalente zu substituieren sowie diese Äquivalente und die syllabisch geschriebenen Textteile in die korrekte (grammatikalisch und syntaktisch richtige) Sprachfassung zu bringen, d. h. den Text so wiederherzustellen, wie er dem Schreiber diktiert oder wie dieser ihn bei der Niederschrift gedacht hat. Der letzte Schritt ist dann die Übersetzung in einer Weise, die dem altbabylonischen Text keine Gewalt antut, die aber andererseits die Übersetzung auch für einen Leser verständlich macht, der sich nicht mit der akkadischen Sprache beschäftigt hat. Bei der Übersetzung der anatomischen Termini der Bārû habe ich möglichst die lateinischen Äquivalente aus der Fachsprache der Haruspices verwandt, wo dies mangels Überlieferung nicht möglich ist, wurden die heute gültigen Parisiensia Nomina Anatomica (PNA) eingesetzt, bisweilen ältere lateinische Benennungen, wenn die PNA eine Struktur nicht mehr mit einem Namen belegen. Sind Strukturen niemals mit Nomina anatomica belegt worden, verwende ich die gängigen Bezeichnungen der Pathologen bzw. der Chirurgen, gelegentlich aber auch („Gallenblase") das deutsche Äquivalent.

Nicht sofort verständliche Ideogramme habe ich bei Deimel (1925—1950) nachgeschlagen. In einigen Fällen fand ich dort das akkadische Äquivalent, dessen Richtigkeit das Nachsuchen bei v. Soden (1965—1981) bestätigte. In anderen Fällen war bei Deimel ein akkadisches Wort angegeben, aber das Nachsuchen bei v. Soden bestätigte das von Deimel angegebene Wort nicht als gültiges Äquivalent. In solchen Fällen habe ich dann in semitischen Wörterbüchern nach Synonyma gesucht, und bei einigen Wörtern hatte ich Erfolg,

[1] Nach Deimel (1934; ŠL **3**/1), neuere Auflage leider derzeit nicht verfügbar.
[2] Nach v. Soden (1948), neuere Auflage z. Z. nicht erreichbar.

indem sich unter den Synonyma ein Wort befand, dessen Wortzeichen das im Text stehende Ideogramm war. In anderen Fällen fand ich auf diesem Wege bei v. SODEN wenigstens Hinweise auf die Lexikalischen Listen, so daß ich diese nachsehen konnte. Darüber werde ich in den Kommentaren berichten.

Zum Schluß habe ich dann meine Transliteration und meine Übersetzung mit den bereits publizierten Bearbeitungen verglichen. Ich habe selten meine Fassung korrigieren müssen, aber häufig — wie ich glaube — unverstandene anatomische Facta in den früheren Bearbeitungen richtiggestellt. Einige Male bin ich zu anderen Lesungen gekommen, die ich in den Kommentaren begründen werde. Einige vermutete Kopierfehler EBELINGS (1919) in KAR 150 (= VAT 8611) zeigten sich beim Vergleich mit dem Berliner Original als unbegründet.

3. Befunde

Aus den bisher von mir aus der Sicht des Anatomen bearbeiteten Tafeln möchte ich nachstehend zwei vorstellen, die jede für sich Beispiele für Leber- und Gallenomina geben. Die Berliner Tafel VAT 8611 (KAR 150) zeigt das Bemühen des unbekannten altbabylonischen Verfassers (nur der neuassyrische Kopist ist namentlich bekannt) um die Systematisierung der Befunde, die andere — SCHEIL B, vermutlich verschollen — die Vielfalt der Beobachtungen. Beide Tafeln führen uns gemeinsam vor Augen, daß die Bārû vorzügliche Beobachter gewesen sind, die selbst kleine Veränderungen an den von ihnen untersuchten Organen registriert haben, die während des europäischen Mittelalters, ja teilweise bis in unser Jahrhundert hinein in der morphologischen Literatur nicht wieder erwähnt worden sind. Einige Erscheinungen wurden erst wiederentdeckt, nachdem Narkose- und Operationstechnik so weit entwickelt waren, daß große Bauchoperationen — nicht mehr mit einem unüberschaubaren Risiko behaftet — zur Routine großer chirurgischer Kliniken geworden waren. Andere wurden in unserem Jahrhundert wiedergefunden, als sich als normale Tätigkeit der Pathologen die Sektion fast jedes in den Kliniken verstorbenen Patienten entwickelt hatte, die Sektion also keinen Seltenheitswert mehr besaß. Die Anatomen konnten seltene Varietäten und Mißbildungen auch erst auffinden, als sich der moderne „Massenbetrieb" des Medizinstudiums ergab, was zwangsläufig die Anzahl der Kursleichen zu erhöhen zwang, woraus sich überhaupt erst die statistische Wahrscheinlichkeit ergibt, Seltenes zu Gesichte zu bekommen.

Wenn ich mich für die Deutung der Protasen vorwiegend auf Befunde am Menschen stütze, dann muß ich das tun, weil monatelange oder sogar über mehrere Jahre laufende Arbeit in einem Schlachthof mit der heutigen Unterrichtsbelastung nicht vereinbart werden kann. Als ich als Doktorand und junger Assistent an Schlachthöfen arbeitete, um tierisches Material für meine damaligen Untersuchungen zu gewinnen, kannte ich die babylonische Omen-Literatur noch nicht, ansonsten wäre es ein leichtes gewesen, täglich einmal in der Schlachthalle für Schafe die Eingeweide zu inspizieren und Protokolle anzulegen. Die berechtigte Frage, ob es denn zulässig sei, altbabylonische Befunde an Schafen durch moderne an Menschen erklären zu wollen, kann ich guten Gewissens bejahen: Die Vergleichende Anatomie hat die Vergleichbarkeit der Baupläne gesichert, d. h. jeder Anatom weiß, was verglichen werden darf und was nicht. Die Vergleichende Pathologie zeigt, daß die Krankheiten der großen Säuger ganz ähnlich, teilweise genauso wie beim Menschen ablaufen, und spezifische Schafkrankheiten fand ich bisher in den Protasen nicht erwähnt. Wie weit Mißbildungen vergleichbar sind, wissen wir aus der heute doch längst auf sicheren Füßen stehenden Vergleichenden Embryologie der Säuger, und die Teratologie hat seit Johann Friedrich MECKEL dem Jüngeren (1781...1833) stets Menschen *und* Tiere (nicht nur Säuger!) untersucht. Da MECKEL als Amtsnachfolger seines Vaters Anatom in Halle gewesen ist, konnte ich in einigen Fällen außer modernen Präparaten auch solche aus dem Nachlaß der MECKEL-Anatomen-Dynastie verwenden. Doch dies wird vor allem bei später zu veröffentlichenden Bearbeitungen der Izbum-Serien eine Rolle spielen.

3.1. Die anatomischen Raum-Richtungsbezeichnungen der Babylonier

In Eingeweide-Omina werden regelmäßig 4 Wörter für die räumliche Orientierung verwandt, die für Leber- und Gallen-Omina mittlerweile in ihrer Bedeutung sicher sind:

imittum	„rechte Seite“	[*imittam* „rechts“; *ana imittim* „nach rechts“]
šumēlum	„linke Seite“	[*šumēlam* „links“; *ana šumēlim* „nach links“]
elēnum	„oben, oberhalb“	[*ana elēnum* „nach oben“]
šaplānum	„unten, unter“	[*ana šaplānum* „nach unten“].

Neben diesen Grundbezeichnungen kommen noch ihre Ableitungen vor, deren Sinn sofort verständlich ist. Die moderne Anatomie (auch die altmediterrane schon!) bezieht dexter et sinister auf die Lage des Organes bzw. der Extremität im bzw. am betrachteten Individuum, d. h. bei Betrachtung des Bauchsitus von der Bauchseite her liegt dexter *links vom Betrachter*, bei Betrachtung vom Rücken her aber *rechts* vom Untersucher. „Oben“ ist für uns *superior* (cranialis, rostralis), „unten“ *inferior* (caudalis). Dies ist keineswegs selbstverständlich.[1] Ein etruskischer Bronzespiegel[2] zeigt die Haltung der Leber beim *extispicium*: Dem Haruspex (extispex) liegt die Leber auf der leicht supinierten Hand so, daß die Facies diaphragmatica die Hohlhand ausfüllt, er also auf die Facies visceralis blickt. Dabei ist die Leber in sagittaler Richtung dem Oberbauch entnommen und 180° um die sagittale Achse gedreht, so daß der Margo inferior (so PNA; nach JNA: Margo ventralis, BNA: Margo anterior, † Margo acutus)[3] über der Kleinfingerseite der *linken* Hand des Haruspex nach *unten* ragt, d. h. die etruskische Orientierung *unten* stimmt

[1] Hier beziehe ich mich auf meine Erfahrungen während fast 40jähriger Tätigkeit als Hochschullehrer im Fach Anatomie. Fordert man einen Studenten auf, am rechten Arm oder Bein der Leiche eine Struktur zu zeigen, dann erfüllt er diesen Auftrag sofort am rechten Arm (Bein) der Leiche. Sagt man, er solle die Lingula pulmonis zeigen, dann ergänzt er meist sofort „Lingula pulmonis *sinistri*" und demonstriert den Lungenanhang auf der richtigen Seite. Soll er die Milzarterie aufsuchen, greift er sofort richtig in den linken Oberbauch (vom Studenten aus gesehen also rechts). Aber vielhundertmal erlebte ich folgendes: „Bitte suchen Sie das Foramen epiploicum auf!" Der Student hebt die Leber an, und mit Auge und Finger sucht er die Öffnung. Findet er die Öffnung nicht sofort, versucht man ihm etwas zu helfen, z. B. „etwas weiter rechts!", worauf der Student von sich aus gesehen mit dem Finger nach rechts geht, also in die falsche Richtung. Hier gibt es offenbar ein Problem für die Psychologen.

[2] Bronzespiegel von Vulci, Abbildung bei MANI (1959). Ein geflügelter Genius beschaut die Leber, an der nach der Incisura hepatis sofort der Margo inferior (PNA; nach JNA: Margo ventralis) zu erkennen ist. Das Caput iecinoris liegt aber auf der *linken* Seite, d. h., es ist ein Situs inversus dargestellt. DEECKE (1882) berichtet von einer Alabasterfigur aus Volterra, der dorsale Leberrand liege nach unten auf der Hand. Ich konnte bislang kein Photo finden, so daß ich keine Überprüfungsmöglichkeit habe. Eine Anfrage an den Etruskologen Prof. Dr. Dr. S. HUMMEL (Röthenbach/Vogtland) erbrachte die Bestätigung (Brief vom 4. 3. 1986): Es handelt sich um einen Urnendeckel aus Alabaster, auf dem ein Haruspex liegt, der dem Besucher der Grabstätte die Leber entgegenhält. Für den Betrachter (Grabbesucher) ist demnach die Leber richtig orientiert.

[3] *PNA:* Parisiensia Nomina Anatomica, anläßlich des 6. Weltkongresses der Anatomen 1955 in Paris vom Plenum akzeptiert und damit für international verbindlich erklärt.

JNA: Jenensia Nomina Anatomica, sprachlich dem klassischen Latein durch Korrekturen der BNA besser angepaßte Bezeichnungen, 1935 von der Anatomischen Gesellschaft anläßlich ihrer 43. Versammlung angenommen, konnten sich aber nicht im angelsächsischen und im francophonen Sprachgebiet durchsetzen.

BNA: Basilensia Nomina Anatomica, 1895 anläßlich der 9. Versammlung der Anatomischen Gesellschaft angenommen; damit wurde das nomenklatorische Chaos beseitigt, das seit dem Mittelalter bis zum Ende des 19. Jh. um sich gegriffen hatte, so daß fast jedes Lehrbuch seine eigene Nomenklatur gebrauchte und eine internationale Verständigung nicht mehr möglich war. Die BNA setzten sich relativ schnell in mit der Bezeichnung *Margo inferior* (PNA) zufällig überein (Abb. 2). *Links* ist dann vom Betrachter links und zugleich links an der Leber in bezug auf ihre Lage im Abdomen. Vom babylonischen extispicium ist mir keine bildliche Darstellung bekannt, aber alle Tonlebern, von denen ich Autographien oder Photos kenne, zeigen die Hauptschriftrichtung so, daß die Orientierung

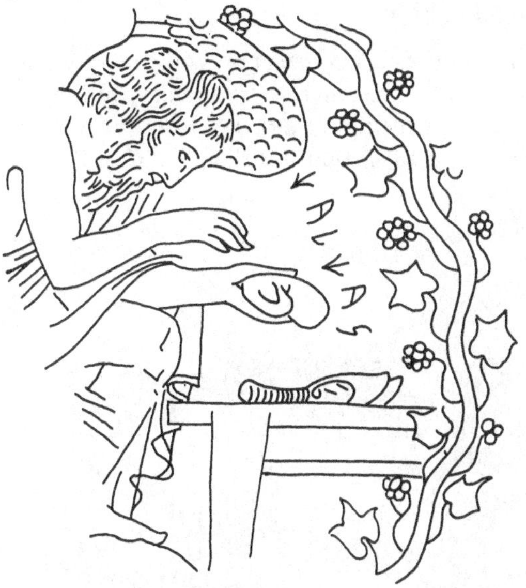

Abb. 2. Ausschnitt aus der Gravur auf dem Bronzespiegel von Vulci. Die von links nach rechts zu lesende Inschrift χalχas „Κάλχας" weist auf den Seher in der Ilias hin, der hier wohl in verallgemeinerter Weise gemeint ist (HUMMEL, pers. Mitteilung). Κάλχας hält die Leber in der im Text beschriebenen Weise in der linken Hand (verbindlicher Gestus) mit dem Margo inferior (PNA; früher: Margo anterior) nach *unten* und betrachtet die Facies visceralis hepatis. Unmittelbar über der Kleinfingerspitze liegt die Incisura ligamenti teretis hepatis (*Ostpunkt* nach etruskischer Auffassung), an die sich die Fissura lig. teretis anschließt (*Decumanus* der Etrusker), unmittelbar neben ihr am rechten Leberlappen ist der Processus papillaris angedeutet, über dem linken Lappen ist deutlich der Proc. caudatus (früher: Proc. pyramidalis) zu sehen, das Caput iecinoris der Haruspices. Es handelt sich also um eine Leber bei Situs inversus. Auf dem Tische liegen die Lungen mit der Trachea. Strichpause nach dem Photo bei MANI (1959).

Europa und Asien durch, bis zum I. Weltkrieg auch in Amerika. Eine vollständige Gegenüberstellung der 3 neueren Nomenklaturen gab LEUTERT (1963). † obsolete, durch die BNA abgeschaffte ältere Bezeichnungen (dazu MANI [1959, 1967], SCHARF [1986]).

völlig der etruskischen entspricht. Damit gelten:

imittum → Lobus dexter
šumēlum → Lobus sinister
elēnum → posterior, dorsalis, aber **nicht** „superior, cranialis“
šaplānum → anterior, ventralis und auf den Rand der Leber bezogen auch „inferior (PNA)“.

Auch die Beschriftung der Bronzeleber von Piacenza (Abb. 3, 4) bestätigt diese Orientierung, obwohl sie am Rande circulär, auf der Fläche z. T. radiär verläuft: Die Hauptleserichtung ist auf den unteren Rand — also den vorderen — bezogen (nur Zeile 13′ „steht auf dem Kopf“). Zusammen mit der Dar-

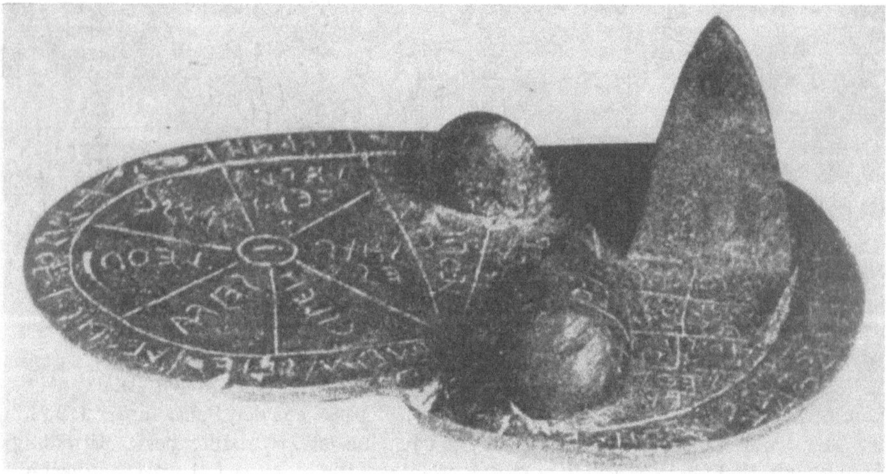

Abb. 3. Etruskische Bronzeleber von Piacenza (beim Pflügen gefunden 1877 nahe Settima bei Piacenza). Schrägansicht der Facies visceralis vom Margo inferior (PNA), kenntlich an der Incisura ligamenti teretis hepatis (s. Abb. 4a, b), dem „Ostpunkt“ der Etrusker. Auf dem Lobus dexter (genauer: auf der Grenze zwischen Lobus dexter und Lobus quadratus) liegt die Gallenblase, deren Fundus (abgestumpftes blindes Ende) den Leberrand nicht überragt (abnormer Status). Hinten rechts über der *mensa* der Haruspices (heute nicht mehr besonders benannte Pars dextra lobi caudati) erhebt sich — stark überhöht — das Caput iecinoris der Haruspices (heute: Processus caudatus [PNA], früher auch Processus pyramidalis genannt), links daneben der ebenfalls übertrieben große Processus papillaris (PNA), den die ἱεροσκόποι mit ὄνυξ bezeichneten (die Haruspices nannten ihn *wahrscheinlich* unguis). Photo nach der Replik des Deutschen Museums für Geschichte der Medizin, Ingolstadt.

(Mit freundlicher Genehmigung der Direktorin, Frau Doz. Dr. Dr. Ch. HABRICH, Ingolstadt).

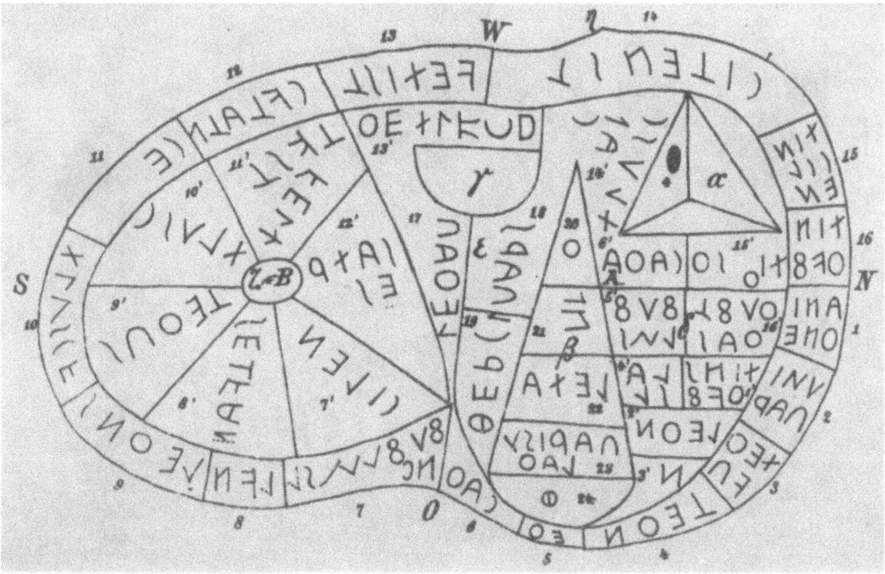

Abb. 4a. Facies visceralis der Bronzeleber von Piacenza nach der Kopie von DEECKE (1880), ohne Korrektur einiger vermutlicher Kopierfehler in der Beschriftung. Gemäß Aufschrift der Facies diaphragmatica (s. Abb. 4b) ist der rechte Leberlappen[1] dem Sonnengott, der linke der Mondgöttin zugehörig. *O* „Ostpunkt" ist die Incisura ligamenti teretis hepatis, in Feld 6 ist deutlich caϑ „Sonne" zu lesen. Die linksläufige spätetruskische Schrift ist so angeordnet, daß sie für *O* = *unten* lesbar ist (ausgenommen die Zeile 13′, die „auf dem Kopf steht"). Die Aufschrift gibt für die Hepatoskopie nichts weiter her, da nur Götter und Dämonen aufgetragen sind. DEECKE (1880) hat zu Recht vermutet, daß astronomische Marken enthalten sind. Ihm ist aber entgangen, daß Sonnen- und Mondkreis gegeneinander um etwa 4° verdreht sind: Der Südpunkt für den Sonnenkreis ist der Schnittpunkt der Trennlinie 10|11 mit dem Außenrand. Der *Cardo* zieht von *N* nach *S* $\triangleq$ 10|11 mitten durch das um 1 Zeile zu tief stehende Θ von tiϑ in Feld 15′, das offenbar die verdeckte „Meßweisung" darstellt. Der Ductus der Schrift weist auf die Po-Ebene als Herstellungsort hin, was durch einige Kontrollrechnungen bestätigt wird. Für 45° nördlicher Breite (Piacenza) ist die Randmarke 14|15 der Untergangsort von α Bootis (Arcturus) für −200 ($A = 319°$; $\delta = 31°45'$), was auch etwa die Entstehungszeit dieser Leber sein könnte. Wegen seines Morgenerst zum Septemberanfang (vgl. μετ' ἀρκτοῦρον „Mitte September") war α Bootis — mit $m = -0^{m}06$ der hellste nördliche Stern (nur Sirius ist heller) — der antike Herbstkünder. Etruskisch ist *celi* „September" (wahrscheinlich *cel- „aufgehen"). Die Marke 3|4 entspricht dem Aufgangsazimut der Sonne zum Sommersolstitium, *O* dem Aufgangsazimut zur Wintersonnenwende, also *nicht wirklich* Osten! Auf weitere Einzelheiten muß hier verzichtet werden.

[1] In der antiken Anatomie scheint durchgehend unter Lobus dexter (μέγιστος λοβός) die Zusammenfassung unseres Lobus dexter + Lobus quadratus verstanden worden sein.

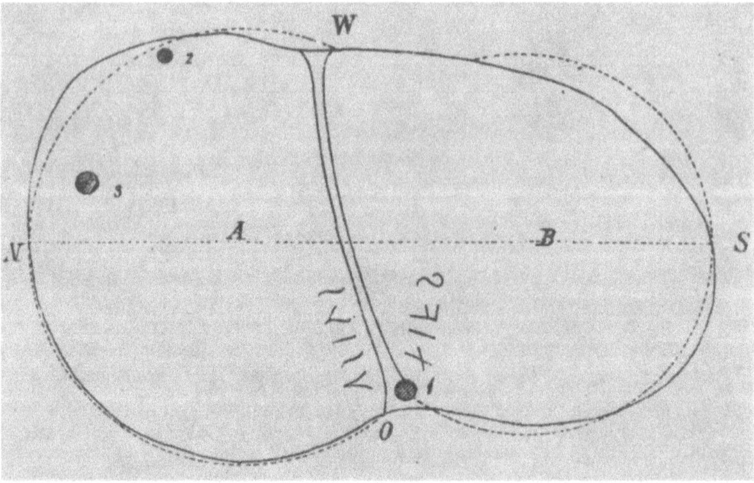

Abb. 4b. Bronzeleber von Piacenza, Facies diaphragmatica (von den Etruskologen als „Unterfläche" — richtiger wäre „*Oberfläche*" — bezeichnet). *O* „Ostpunkt" ist die Incisura ligamenti teretis (PNA), von der aus nach *W* „Westpunkt" eine Doppellinie gezogen ist. Wäre diese Doppellinie von *O* aus nur etwa über 1/3 (maximal 1/2) der Fläche gezogen, könnte sie direkt mit dem Ligamentum falciforme hepatis (PNA) identifiziert werden, da sie aber durchgezogen ist, dokumentiert sie entweder eine der seltensten Anomalien des Halteband-Apparates der Leber, *oder* — fast wahrscheinlicher — sie ist aus dogmatischen Gründen falsch eingezeichnet. *A* Lobus dexter, *B* Lobus sinister, *N* „Nordpunkt" (dafür gibt es keine anatomische Bezeichnung), *S* „Südpunkt" (anatomisch unbenannt). Beim Lig. falciforme ist auf dem Lobus dexter *usils* (genetivus dedicatorius zu *usil*) „dem Sonnengotte" (vgl. auf der Facies visceralis [Abb. 4a] die synonome Eintragung *caϑ* „Sol" in Feld 6), auf dem Lobus sinister *tivs* (genetivus dedicatorius zu *tiu*, *tiv*) „der Mondgöttin" eingeritzt. Die punktierten Linien stammen von DEECKE (1882), sie sind im Original nicht vorhanden. *1* Marke für den Eintritt des Lig. teres hepatis (fetal: Vena umbilicalis), *2* Marke für den Durchtritt der V. cava inferior (topographisch ziemlich ungenau), *3* nicht identifizierbarer Gefäßein- oder -austritt (Varietät?). Verändert aus DEECKE (1882).

stellung auf dem Spiegel und auf dem Urnendeckel sowie in Übereinstimmung mit den babylonischen Lebern dürfte es daher unzweifelhaft sein, daß die Orientierung vom Haruspex (etrusk. *netsviś*) und vom Bārûm in gleicher Weise gehandhabt wurde.[1]

[1] Die antike Orientierung entspricht damit der Standard-Orientierung in den modernen anatomischen Atlanten, von der nur in Spezialdarstellungen abgewichen wird.

Die genaue Kenntnis der Bedeutung der Richtungsbezeichnungen ist Voraussetzung dafür, bisher unverstandene oder in ihrer Bedeutung unsichere Ideogramme oder auch akkadische Bezeichnungen zu identifizieren. So ist in SCHEIL B die Protasis von Nr. 1 nur verständlich, wenn man weiß, daß „ana elēnu“ hier „dorsalwärts“, nicht aber „in kranialer Richtung“ bedeutet. Daraus ergeben sich zugleich sichere Übersetzungen für Subjekt und Prädikat des Satzes (Abb. 5).

3.2. Eine Tafel mit Gallen- und Leber-Omina in altbabylonischer Sprache, aber neuassyrischer Abschrift (VAT 8611 = KAR 150)

3.2.1. Transliteration von VAT 8611 (= KAR 150)

Vorderseite

1. šum$_4$-ma šu-me-el ZÉ pa-ṭe$_4$-er um-ma-an [lú]KÚR ṣú-mi-ra-ti-ša ul i-ka-aš-ša-ad
2. šum$_4$-ma i-na šu-me-el ZÉ pí-iṭ-rum re-eš ZÉ iṭ-ṭú-ul pu-um ki-nu-um
3. šum$_4$-ma i-na šu-me-el ZÉ pí-iṭ-rum iš-di ŠU.SI iṭ-ṭú-ul ni-ip-ḫu pu-um la ki-nu-um
4. šum$_4$-ma i-na šu-me-el ZÉ pí-iṭ-rum MÁŠ iṭ-ṭú-ul ni-ip-ḫa-at MÁŠ.ŠU.-GÍD.GÍD RI.RI.GA um-ma-ni
5. šum$_4$-ma i-na šu-me-el ZÉ pí-iṭ-rum né-pé-él-ku ni-ip-ḫu
6. šum$_4$-ma i-na šu-me-el ZÉ pí-iṭ-rum a-na GÌR iṣ-ḫe-er a-na pí-iṭ-ri-im ir-bi ni-ip-ḫu
7. šum$_4$-ma i-na šu-me-el ZÉ pí-iṭ-rum i-na ŠÀ pí-iṭ-ri URU[ki] ša a-na la-wi-šu ta-la-ku i-na-ad-di-ma it-ta-ṣi (8) ni-ip-ḫu pu-um la ki-nu-um mar-ṣum i-ma-at
9. šum$_4$-ma i-na šu-me-el ZÉ pí-iṭ-rum i-na ŠÀ pí-iṭ-ri ù [giš]KU im-ḫu-úr-šu (10) [lú]KÚR A ŠID bi-ir-ti-šu i-na-ad-di-ma um-ma-an NUN i-ru-ub
11. šum$_4$-ma i-na šu-me-el ZÉ pí-iṭ-rum i-na ŠÀ pí-iṭ-ri ù ši-lum na-di URU[ki] [ša] ta-la-ku ta-ṣa-ba-at
12. šum$_4$-ma i-na šu-me-el ZÉ pí-iṭ-rum i-na ŠÀ pí-iṭ-ri e-ri-iš-tum na-ad-di-a-at (13) NUN bi-ši qá-ti-šu ú-ša-ad-da-nu-šu
14. šum$_4$-ma me-eḫ-re-et qú-tú-un ZÉ pa-ṭe-er ar-bu-ut um-ma-ni
15. šum$_4$-ma i-na šu-me-el ZÉ pí-iṭ-rum 2 pí-šu-nu iš-ṭe$_4$-en-ma um-ma-an [lú]KÚR ar-bu-tam i-la-ak
16. šum$_4$-ma šu-me-el ZÉ a-di 2 pa-ṭe$_4$-er pu-um ki-nu-um
17. šum$_4$-ma šu-me-el ZÉ a-di 3 pa-ṭe$_4$-er ni-ip-ḫu
18. šum$_4$-ma šu-me-el ZÉ pí-iṭ-rum 4 5 6 a-di ma-du-ti pu-uṭ-ṭú-úr gi-pí-iš um-ma-an [lú]KÚR

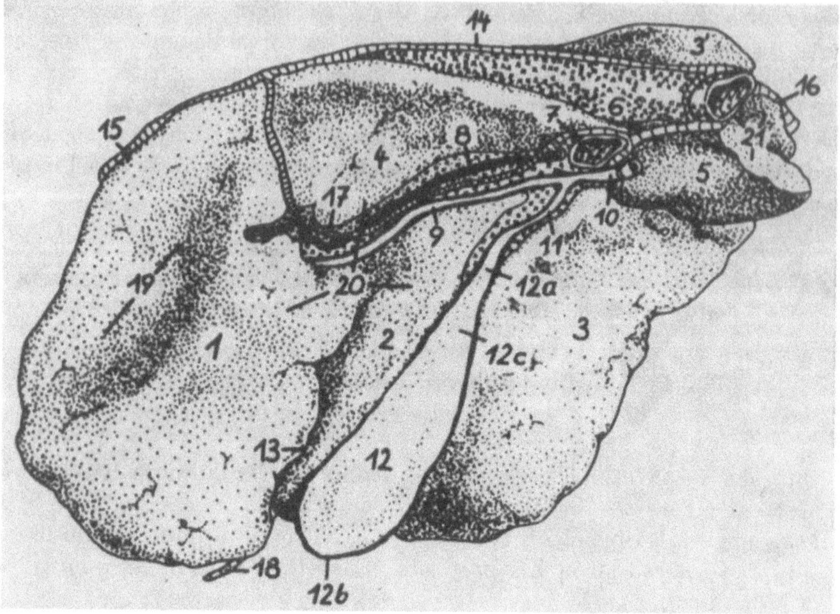

Abb. 5. Facies visceralis der Leber von *Ovis aries* nach POPESCO (1979), umgezeichnet und ergänzt aus SCHARF (1986). Bezeichnungen nach PNA mit akkadischen Entsprechungen (soweit diese hinreichend gesichert sind); antike griechische und/oder lateinische Bezeichnungen (soweit diese bekannt sind).

1. Lobus sinister; *šumēlum*
2. Lobus quadratus } *imittum* (antik: auch griech. *zusammen* μέγιστος λοβός)
3. Lobus dexter }
4. Processus papillaris; *ṣibtum* (antik: ὄνυξ; unguis)
5. Processus caudatus; *ubānum; rēš amūtim* (antik: λοβὸς [κατ' ἐξοχήν]; κεφαλὴ τοῦ ἥπατος; fibra [sensu stricto]; caput iecinoris; caput extorum; caput fibrarum)

4···5. Lobus caudatus; (nur rechte Hälfte, d. h. Basis von 5:) *išdi kussī ša ubānim; išdi ubānim* (antik: τράπεζα; mensa)

6. Vena cava inferior
7. (Vena portae; in der) **Porta hepatis**; *abullum* (antik: πύλαι [ἥπατος]; iocineris portae [CELSUS])
8. Arteria hepatica
9. Ductus hepaticus
10. Ductus choledochus; *padānum* (antik: πόρος [ἐπὶ τὰ ἔντερα]; πόρος χοληδόχος; porus)
11. Ductus cysticus; *maṣrāḫ martim* (antik: ὀχετός; χολῆς ἀγγεῖον)
12. Vesica fellea; *martum* (antik: χολή; κύστις χοληδόχος; fel)
    12a. Collum vesicae felleae; *qutun martim* (antik: αὐχήν)
    12b. Fundus vesicae felleae; *rēš martim* (antik: πυθμήν)
    12c. Infundibulum vesicae felleae (*nur* in Chirurgie üblich!); *ruqqu ša martim* (?)

19. šum$_4$-ma i-na i-mi-ti ZÉ pí-iṭ-rum MÁŠ iṭ-ṭu-ul šu-lum MU 1 kám
20. šum$_4$-ma ru-qú ša i-mi-ti ZÉ a-na i-di ZÉ pa-te$_4$-er ṣi-it ka-ab-tim (21.) a-na ^{giš}KU i-si-il-ti um-ma-ni-ja ip-pa-ṭa-ar

Rückseite

1. šum$_4$-ma me-eḫ-re-et re-eš ZÉ pa-ṭe$_4$-er ṣi-it NUN ša-ni-iš mu-kil^{il} re-eš le-mu-ut-tim (2) qú-lum e-[li] um-ma-ni-ja i-ma-qú-ut
3. šum$_4$-ma ni-si-iḫ ZÉ i-mi-tam pa-ṭe$_4$-er um-ma-an-ka re-eš A.ŠÀ-ša ú-ul i-ka-aš-ša-ad
4. šum$_4$-ma ni-si-iḫ ZÉ šu-me-lam pa-ṭe$_4$-er um-ma-an ^{lú}KÚR re-eš A.ŠÀ-ša ú-ul i-ka-aš-ša-ad
5. šum$_4$-ma ni-si-iḫ ZÉ i-mi-tam a-di 2 pa-ṭe$_4$-er NUN ti-il-la-as-su ip-pa-ṭa-ar-šu
6. šum-ma ni-si-iḫ ZÉ šu-me-lam a-di 2 pa-ṭe$_4$-er ^{lú}KÚR ti-il-la-as-su ip-pa-ṭa-ar-šu
7. 22 MU.BI DI.RI (= SILIM.RI)

---

8. šum$_4$-ma bi-ri-it i-mi-tim ù šu-me-lim i-na i-mi-tim ši-lum na-di NUN i-na pa-ṭi-šu i-ma-qú-ut
9. šum$_4$-ma bi-ri-it i-mi-tim ù šu-me-lim i-na šu-me-lim ši-lum na-di ^{lú}KÚR i-na pa-ṭi-šu i-ma-qú-ut
10. šum$_4$-ma bi-ri-it i-mi-tim ù šu-me-lim i-na i-mi-tim ši-lum i-na ŠÀ ŠI.ŠI na-[di] (11) um-ma-an NUN i-na na-ak-ba-ti-ša i-ma-qú-[ut]
12. šum$_4$-ma bi-ri-it i-mi-tim ù šu-me-lim i-na šu-me-lim ši-lum i-na ŠÀ ŠI.ŠI na-di (13) um-ma-an ^{lú}KÚR i-na na-ak-ba-ti-ša i-ma-qú-ut
14. šum$_4$-ma i-na i-mi-ti ZÉ ši-lum na-di ù ra-ḫi-iṣ ki-lum um-ma-ni i-ṣa-ba-at

←

13. Fissura ligamenti teretis; *birītum* (?); (antik: διασφάξ [?]; fissura)
14. Ligamentum coronarium hepatis
15. Ligamentum triangulare sinistrum
16. Ligamentum triangulare dextrum
17. Omentum minus; *šišītum* (?): (antik: ἐπίπλοον; omentum*)
18. Ligamentum teres hepatis, *daneben:* **Incisura ligamenti teretis**; *bāb ekallim* (antik: διασφαγή; fissum)
19. Impressio reticularis (NA Veterinaria)
20. Impressio omasica (NA Veterinaria)
21. Impressio renalis

* Die antiken Anatomen haben offenbar Omentum majus und Omentum minus noch nicht getrennt benannt, wie sich auch aus dem Ausdruck *Caput cum omento* der Haruspices erkennen läßt.

15. 5 MU.BI ši-lum
16. GAB.RI KÁ.DINGIR.RA[ki] SAR BA.AN.È
17. ú-ìl-ti [1.d]NÀ KAR[ir] [lú]DUGUD.LAL TUR
18. DUMU [1.d]NÀ BULUḪ[ni] [lú]DUBBISAG (= ŠID×A) BAL.TIL[ki.u]

3.2.2. Transcription von VAT 8611 (= KAR 150)

1. šumma šumēl martim paṭer ummān nakrim ṣummirātīša ul ikaššad
2. šumma ina šumēl martim piṭrum rēš martim iṭṭul pûm kīnum
3. šumma ina šumēl martim piṭrum išdi ubānim iṭṭul nipḫu pûm la kīnum
4. šumma ina šumēl martim piṭrum ṣibtam iṭṭul nipḫāt bārîm miqitti ummāni
5. šumma ina šumēl martim piṭrum nepelku nipḫu
6. šumma ina šumēl martim piṭrum ana šēpim iṣḫer ana piṭrim irbi nipḫu
7. šumma ina šumēl martim piṭrum ina libbi piṭrī ālum ša ana lawîšu tallaku innaddima ittaṣṣi (8.) nipḫu pûm la kînum marṣum imât
9. šumma ina šumēl martim piṭrum ina libbi piṭrī u kakkum imḫuršu (10.) nakrum ana minûtim birtišu innaddima ummān rubêm irrub
11. šumma ina šumēl martim piṭrum ina libbi piṭrī u šīlum nadi ālam ša tallaku taṣabbat
12. šumma ina šumēl martim piṭrum ina libbi piṭrī erištum nadiat (13.) rubûm bīši qātišu ušaddanušu
14. šumma meḫret qutun martim paṭer arbūt ummāni
15. šumma ina šumēl martim piṭrum šitta pīšunu ištēnma ummān nakrim arbūtam illak
16. šumma šumēl martim adi šenīšu paṭer pûm kīnum
17. šumma šumēl martim adi šalāšīšu paṭer nipḫu
18. šumma šumēl martim piṭrum erbîšu ḫamšīšu šeššīšu adi mādūti puṭṭur gipiš ummān nakrim

---

19. šumma ina imitti martim piṭrum ṣibtam iṭṭul šulum šattim maḫrītim
20. šumma ruqqu ša imitti martim ana idi martim paṭer ṣīt kabtim (21.) ana kak isilti ummānīja ippaṭṭar

Rückseite

1. šumma meḫret rēš martim paṭer ṣīt rubêm šaniš mukil rēš lemuttim (2.) qūlum eli ummānīja imaqqut
3. šumma nisiḫ martim imittam paṭer ummānka rēš eqliša ul ikaššad
4. šumma nisiḫ martim šumēlam paṭer ummān nakrim rēš eqliša ul ikaššad
5. šumma nisiḫ martim imittam adi šenīšu paṭer rubûm tillassu ippaṭṭašu
6. šumma nisiḫ martim šumēlam adi šenīšu paṭer nakrum tillassu ippaṭṭaršu
7. XXII šumū šulum miqittim (?)

---

8. šumma birīt imittim u šumēlim ina imittim šīlum nadi rubûm ina pāṭīšu imaqqut
9. šumma birīt imittim u šumēlim ina šumēlim šīlum nadi nakrum ina pāṭīšu imaqqut
10. šumma birīt imittim u šumēlim ina imittim šīlum ina libbi padānim nadi (11) ummān rubêm ina nakbatiša imaqqut
12. šumma birīt imittim u šumēlim ina šumēlim šīlum ina libbi padānim nadi (13) ummān nakrim ina nakbatiša imaqqut
14. šumma ina imitti martim šīlum nadi u raḫiṣ kīlum ummāni iṣabbat
15. ḫamšat šumū šīlum
16. gabar Bābilim šaṭir bari
17. u'ilti l.dNabiu-ēṭir šamallî ṣeḫri
18. mar l.dNabiu-ḫa'išanni ṭupšarrum Aššurû

3.2.3. Übersetzung von VAT 8611 (= KAR 150)

1. Wenn die linke Seite der Gallenblase gelöst ist; das Heer des Feindes wird seine Bestrebungen nicht erreichen.
2. Wenn an der linken Seite der Gallenblase eine Ablösung den Fundus vesicae felleae anschaut; wahre Aussage.
3. Wenn an der linken Seite der Gallenblase eine Ablösung die Basis capitis iecinoris anschaut; Streit — unwahres Gerücht.
4. Wenn an der linken Seite der Gallenblase eine Ablösung den Processus papillaris anschaut; Streitereien der Opferschauer — Untergang des Heeres.
5. Wenn an der linken Seite der Gallenblase eine Ablösung ausgebreitet ist; Streiterei.
6. Wenn an der linken Seite der Gallenblase eine Ablösung gegen einen Fuß hin kleiner wird, aber vergleichsweise als Ablösung groß ist; Streiterei.
7. Wenn an der linken Seite der Gallenblase eine Ablösung inmitten von Ablösungen (ist); die Stadt, zu deren Belagerung du marschierst, wird aufgegeben und verlassen werden; (8.) Streiterei — Falschmeldung; ein Kranker wird Sterben.
9. Wenn an der linken Seite der Gallenblase eine Ablösung inmitten von Ablösungen (ist) und ihr eine Waffe gegenübertrat; (10.) der Feind wird in voller Stärke (?, wörtl. gemäß Zählung) seine Festung verlassen, und das Heer des Fürsten wird [in diese] eindringen.
11. Wenn an der linken Seite der Gallenblase eine Ablösung inmitten von Ablösungen und eine Cyste liegt; du wirst die Stadt, auf die du vorrückst, einnehmen.

12. Wenn an der linken Seite der Gallenblase eine Ablösung inmitten von Ablösungen (und) *erištum* liegt; (13.) der Fürst wird sein Eigentum eintreiben.
14. Wenn die Gegenseite des Collum vesicae felleae gelöst ist; Flucht des Heeres.
15. Wenn an der linken Seite der Gallenblase eine Ablösung zwei Mündungen hat, die sich vereinigen (wörtl. „*eins* (!) *werden*"); das Heer des Feindes wird die Flucht ergreifen.
16. Wenn die linke Seite der Gallenblase zweimal gelöst ist; wahre Aussage.
17. Wenn die linke Seite der Gallenblase dreimal gelöst ist; Streiterei.
18. Wenn die linke Seite der Gallenblase eine Ablösung (hat und) 4-, 5-, 6-, vielmal zerfurcht ist; Massen des Heeres des Feindes.

---

19. Wenn an der rechten Seite der Gallenblase eine Ablösung den Processus papillaris anblickt; Glück des ersten Jahres.
20. Wenn die Enge der rechten Seite der Gallenblase an der Seite der Gallenblase gelöst ist; Weggang eines Prominenten; (21.) durch das Wüten einer Seuche wird mein Heer aufgelöst werden.

Rückseite

1. Wenn die Gegenseite des Fundus vesicae felleae gelöst ist; Weggang des Fürsten oder aber Kopfhalter des Bösen; (2.) Schweigen wird auf mein Heer fallen.
3. Wenn „das Ausgerissene" der Gallenblase rechts gelöst ist; dein Heer wird sein Marschziel nicht erreichen.
4. Wenn „das Ausgerissene" der Gallenblase links gelöst ist; das Heer des Feindes wird sein Marschziel nicht erreichen.
5. Wenn „das Ausgerissene" der Gallenblase rechts zweimal gelöst ist; der Fürst wird seine Hilfstruppe abziehen.
6. Wenn „das Ausgerissene" der Gallenblase links zweimal gelöst ist; der Feind wird seine Hilfstruppe abziehen.
7. 22 Zeilen Gallenblase des Verfalls (?)

---

8. Wenn zwischen rechter und linker Seite (gemeint: „Lappen") auf der rechten Seite (gemeint: „Lappen") eine Cyste liegt; der Fürst wird innerhalb seiner Grenzen fallen.
9. Wenn zwischen rechtem und linkem Lappen (wörtl. „Seite") auf dem linken Lappen (wörtl. „Seite") eine Cyste liegt; der Feind wird innerhalb seiner Grenzen fallen.
10. Wenn zwischen rechtem und linkem Lappen auf dem rechten Lappen eine Cyste im Verlaufe des Ductus choledochus liegt; (11.) das Heer des Fürsten wird in seiner Gesamtheit vernichtet werden (wörtl. „fallen").

12. Wenn zwischen rechtem und linkem Lappen auf dem linken Lappen eine Cyste im Verlaufe des Ductus choledochus liegt; (13.) das Heer des Feindes wird in seiner Gesamtheit vernichtet werden (wörtl. „fallen").
14. Wenn an der rechten Seite der Gallenblase eine Cyste liegt und (diese) Sekret absondert (wörtl. „näßt"); Gefangenschaft wird über das Heer kommen.
15. Fünf Zeilen Cystis.
16. Kopie von Babylon, geschrieben, geprüft.
17. Auszugstafel des Nabiu-ēṭir, jungen Studenten.
18. Sohn des Nabiu-ḫa'išanni, Schreiber von Aššur.

3.2.4. Kommentare zur Tafel VAT 8611 (= KAR 150) des Vorderasiatischen Museums Berlin

Zur Fundgeschichte der heute unter der Signatur VAT[1] 8611 im Vorderasiatischen Museum — Staatliche Museen der DDR — zu Berlin verwahrten Tafel vermerkte Weidner (1937—1938)[2], daß sie bei der Grabung 1910 im ehemaligen „Hause des Beschwörungspriesters" zusammen mit hunderten anderer Keilschrifttafeln gefunden wurde (Fund-Protokoll-Nr. Assur 17681*h*), das z. Z. des neuassyrischen Reiches als Tempelarchiv und Tempelschule diente. Es liegt etwa 300 m südlich von der großen Ziqqurrat.

Die Tafel zeigt durchgehend die interessante Schreibung *šum₄-ma* → *šumma* „wenn", in der BAD „*šumma*", das häufigste Wortzeichen zur Einleitung eines Conditionalsatzes, phonetisch mit dem seltenen Lautwert $\check{s}um_4$ gebraucht wird. Man könnte freilich auch BAD^{ma} transliterieren, d. h. *ma* als phonetisches Complement zum Wortzeichen BAD auffassen. Ebenfalls durchgehend wird *martum* „Gallenblase" durch das konventionelle Wortzeichen ZÉ ausgedrückt.

Diese Tafel hat früh das Interesse der mit der Eingeweide-Omen-Literatur befaßten Assyriologen erregt, weil sie einen in grammatisch einwandfreiem Altbabylonisch geschriebenen Text in der gut lesbaren neuassyrischen Schrift bietet. Die Tafel ist — wie die Zeilen 16 bis 18 der Rückseite zeigen, d. h. der Kolophon ausweist — eine in Aššur angefertigte Abschrift einer babylonischen Tafel oder — genauer — ein Excerpt aus einer solchen. Trotz der Kleinheit der eng beschriebenen Tafel kann man diese als Kalligraphie bezeichnen; offenbar ist der Schreiber von Kindesbeinen an von seinem Vater zu einer gepflegten Schrift angehalten worden. Die Winzigkeit der Schrift — besonders

[1] VAT „Vorderasiatische Tontafelsammlung".
[2] AfO **12**, **144**ff. (neben der in den Naturwissenschaften üblichen Zitierweise gebe ich die von den Assyriologen gebrauchten Kurzzitate an).

der offenbar nachträglich „eingequetschten“ Zeile 7 der Rückseite — verlangt bisweilen die Benutzung einer Lupenbrille.

Die Tafel zeigt nur wenige Ideogramme, so daß der Text bis auf einzelne Stellen relativ leicht und sicher zu verstehen ist. Hervorzuheben ist der vorzügliche Erhaltungszustand der auch für das Auge schönen Tafel, so daß kaum Textergänzungen erforderlich sind. Der Erstpublikation der Tafel als Autographie von EBELING (1919)[1] schloß sich die Bearbeitung durch EBELING (1933 bis 1934)[2] selbst an. Eine Neubearbeitung ist gerechtfertigt, weil innerhalb von 67 Jahren die Assyriologie viele neue Erkenntnisse gewann und zudem m. W. bisher aus anatomischer Sicht niemand eine Textinterpretation versucht hat. Während der Bearbeitung vermutete ich an 3 Stellen Kopierfehler, was sich aber bei persönlicher Kollationierung als unzutreffend erwies. Beim Vergleich der schwer lesbaren Zeile 7 der Rückseite half mir Herr Dr. J. MARZAHN (Vorderasiatisches Museum Berlin), wofür ich ihm zu Dank verpflichtet bin.

1. Die nicht allzu häufige Schreibung mit Determinativ ^{lú}KÚR „nakrum“ findet man auch in den Zeilen 10, 15, 18 und Rs. 4, 6, 9, 13. Der anatomische Befund ist real: Die linke Seite der Gallenblase hat sich in ihrem Bett („Gallenbett“ der Chirurgen, in der Anatomie [PNA]: Fossa vesicae felleae) etwas gelöst, wobei der Serosa-Überzug beschädigt wird, d. h., es entsteht eine Fläche, die vom Peritonaeum entblößt ist. Die linke Seite ist dem *Feind* zugeordnet, was zu der in allen bisher untersuchten alten Sprachen üblichen Diskriminierung der linken Seite — vor allem der linken Hand — paßt (SCHARF 1981). Ansonsten ist die „Ideologie“ der Apodosis als Schluß aus dem Befund in der Protasis für mich nicht erkennbar.

2. Während in (1) die Ablösung verbal (*paṭer* „ist gelöst“ [Stativ]) beschrieben wird, findet sich hier das Nomen piṭrum „Ablösung“. Seit WALZEL und GOLD (1925) ohne irgendwelche Kenntnis babylonischer Omina diesen Begriff in die deutsche Chirurgensprache eingeführt haben, ist die Übersetzung „Ablösung“ nicht nur dem Wortsinn nach richtig, sondern trifft auch den Sachverhalt mit dem „zünftigen“ Wort. Da die modernen Anatomen kaum auf „Ablösungen“ geachtet haben und die Pathologen den Befund nicht protokollieren[3], allenfalls bei schweren Unfällen als inneres Trauma, blieb die Wiederentdeckung samt Namensgebung den Chirurgen vorbehalten, die ihn als Begleiterscheinung anderer Symptome bei Oberbauch-Operationen fanden (dazu auch S. 35, Nr. 28). Das Verb (iṭṭul „er schaut an, blickt an“) meint „ist gerichtet auf ..., verläuft auf ... hin“. Hier weist die Ablösung auf *rēš*

[1] KAR 150.

[2] AfO 9, 326ff.

[3] Eine Ausnahme ist die Erwähnung bei ASCHOFF (1923): „... in allen Fällen von Entzündung (der Gallenblase) ... reißt die Serosa leicht ein.“

martim „Kopf der Gallenblase", das blindgeschlossene, stumpfe Ende der Gallenblase hin, das bei normalem Situs nach der Baucheröffnung am vorderen Leberrand sichtbar ist, weil es diesen etwas überragt. Nach PNA heißt *rēš martim* „Fundus vesicae felleae". Da die Ablösung auf einen Teil desselben Organs, eben der Gallenblase, hinweist, bedeutet dies wohl „bei der Sache bleiben", deshalb der Schluß auf „wahre Aussage".

3. Die Omina der Zeilen 2 bis 12 sind bis einschließlich *piṭrum* gleich, also ziemlich monoton. Hier weist („schaut") die Ablösung auf *išdi ubānim* „Fundament des Fingers" (išdi ŠU.SI) hin. Wahrscheinlich entspricht *išdum* in anderen Texten *mazzāzum* „Standort" und meint somit die *mensa* der Haruspices, die τράπεζα der ἱεροσκόποι, wo die Identität der Strukturen überliefert ist.[1] Auf dem Umwege über das Babylonische könnte vielleicht auch die nur spärlich überlieferte anatomische Nomenklatur der mediterranen Mantiker wieder verständlich werden. *ubānum* entspricht *sicher* der *fibra* der Haruspices (λοβός), wurde aber häufiger als *caput iecinoris*, κεφαλὴ τοῦ ἥπατος bezeichnet, was wörtlich dem akkadischen Synonym *rēš amūtim* „Kopf der Leber" entspricht und wohl von den Griechen auch wörtlich aus dem Babylonischen so entlehnt und übersetzt wurde, wobei etruskische Vermittlung möglich sein kann (das etruskische Wort ist verschollen). Früher hieß der mit *rēš amūtim* bezeichnete Fortsatz auch *Processus pyramidalis*, heute (PNA) *Processus caudatus hepatis*. In der modernen Nomenklatur ist *išdum* „Pars dextra lobi caudati" (inoffiziell!, nur der ganze Lappen ist offiziell *Lobus caudatus* benannt); ich verwende vorerst „Basis", aber sonst das *Caput iecinoris* der Haruspices. Warum der „Blick" der Ablösung auf den für die Mantiker wichtigsten Teil der Leber bzw. dessen Basis Streiterei und Gerüchteverbreitung (oder „Hetzrede" zu verstehen?) bedeutet, ist vorerst unverständlich. Ist *ubānum* ~ *rēš amūtim* Sinnbild des Königs, Ablösung *hier* Vorzeichen für Verrat?

4. Hier blickt die Ablösung auf den oft nur kleinen Processus papillaris (*ṣibtum*, hier ideographisch MÁŠ). Der Zusammenhang zur Apodosis ist vorerst unverständlich.

5. Offenbar ist der Prozeß von größerer Ausdehnung als in den vorausgehenden Omina, d. h., eine größere Fläche ist serosafrei. Der Unterschied zu (1) besteht darin, daß dort das Gallenbett stärker betroffen ist, hier offenbar nur die Serosa.

6. Die Protasis ist wohl so zu verstehen, daß ein vergleichsweise großes serosafreies Feld seitlich an der Gallenblase ein wenig auf die freie Fläche des

[1] NÍKANDROS, Θηριακά 559…561

Corpus vesicae felleae (akk. *appum*, s. S. 36: Nr. 16) übergreift, wo der Prozeß am Rande eines kleinen, flachen Lobus accessorius hepatis zum Stehen gekommen ist, der auf dem Corpus vesicae felleae als Relikt der fetalen Parenchymbedeckung liegt. Flache — fuß-, latschen- oder tatzenförmige — accessorische Leberlappen werden mit šēpum „Fuß" (hier Ideogramm GÌR) bezeichnet. Der hier geschilderte Befund hat große Ähnlichkeit mit einem modernen Operationsbefund von WALZEL und GOLD (1925), die auch den Begriff *Ablösung* geprägt haben — wegen *šēpum* s. unten (9.) und S. 36, Nr. 12 (dort die Alternative *kakkum*) und S. 35, Nr. 34. Die Analogie zur Apodosis ist unklar! EBELINGS (1933—1934) Gedanke, „Fuß" sei hier als Maßeinheit gemeint, ist verfehlt: Die Babylonier waren sinnvoller und erstaunlich genauer Messungen fähig, wie ihre astronomischen Protokolle zeigen. Man kann ihnen nicht zutrauen, kleine [mm] Erscheinungen mit einer viel zu großen Maßeinheit messen oder vergleichen zu wollen, wo sie doch kleinere Maßeinheiten hatten (Abb. 6, 16).

7. Ein noch nicht stationär gewordener Prozeß der Serosa-Defektbildung an der Gallenblase: Um eine größere Ablösung liegen kleinere. Die Analogie zu einer Belagerung leuchtet ein, zu den anderen Voraussagen der Apodosis aber nicht. Ob *ein* oder *der* (bestimmte) Kranke(r) gemeint ist, bleibt offen.

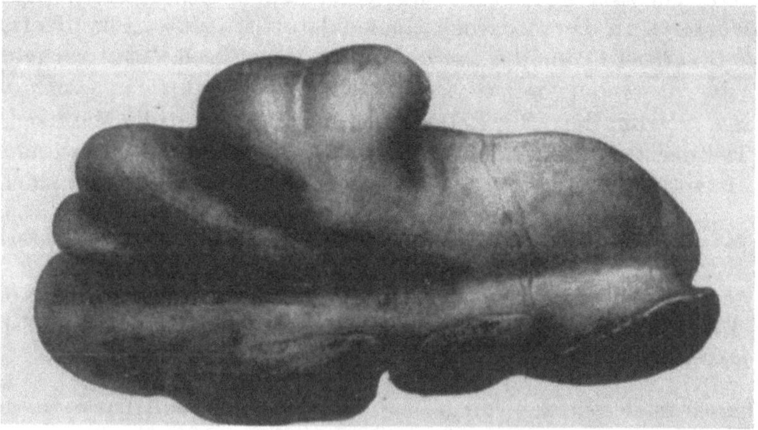

Abb. 6. Menschliche Leber mit 3 accessorischen Lappenbildungen vom Typus Lobus accessorius claviformis (*oben*) und am *unteren Rand* 3 vom Typus *Lobus accessorius pediformis*. Diese fuß-, tatzen- oder latschenförmigen Bildungen sind offenbar von den Bārû mit *šēpum* „Fuß" bezeichnet worden, was aus der Beschreibung im Omen 34 der Tafel „SCHEIL B" auf dem Fundus der Gallenblase geschlossen werden kann (s. S. 37). Etwa 1:2 nat. Größe. Aus STERNBERG (1923) mit freundlicher Genehmigung des VEB Gustav Fischer Verlag, Jena.

9. Die Protasis beschreibt zunächst denselben Befund wie in (7.), zu dem aber hinzukommt, daß die Ablösung einer Waffe (*kakkum*; hier ideogr. gišKU) an der Leberunterseite gegenübersteht. *kakkum* meint einen keulenförmigen accessorischen Leberlappen[1], hier am Lobus sinister (Alternative oben šēpum „Fuß" in [6.]). *kakkum* wird auch im Omen Nr. 12 der Tafel Scheil B konstatiert (s. S. 36). In der Apodosis hat Ebeling (1933/34) nach dem Ideogramm lúKÚR a-rid bi-ir-ti-šu gelesen, d. h. syllabische Schreibung angenommen und „der Feind, der in seine Festung hinabsteigt" übersetzt. Ich halte dies für problematisch: In neuassyrischer Schrift werden die Zeichen ŠID und MES nicht mehr unterschieden (wohl aber in Babylon), so daß die Anzahl möglicher Lesungen relativ groß ist. Der Lautwert *rid* kann aber in der altbabylonischen Tafel nicht vorkommen, die der Kopie zugrunde liegt, da dieser erst mittelbabylonisch (aber etwas anderes Zeichen!) bzw. mittelassyrisch (das hier stehende Zeichen) so geschrieben wird (altbabyl. meist ri-id).

Ich halte daher die beiden Zeichen für A ŠID, also eine Ideogrammgruppe. Unter den möglichen altbabylonischen Entsprechungen scheint mir hier nur *ana minītim* (oder *minūtim*) zu passen, etwa „gemäß Anzahl (Zählung)", was ich mit „in voller Stärke" zu übersetzen versuchte. Die „Keule" ist offenbar Symbol für den militärischen Erfolg (Abb. 7).

11. Gegenüber (9.) zeigt die Protasis nur den Unterschied, daß *hier* eine Cyste in der Gallenblasenwand beobachtet wird. Gallenblasenwand-Cysten entstehen aus Resten des Gallengangsystems, das zum Leberparenchym entwickelt wurde, das die Galle in der Fetalperiode einschließt, aber normalerweise wieder abgebaut wird. Solche aberranten Gallengänge — die Luschkaschen Gänge (Hanser 1929, Pfuhl 1932), oft nur mit dem Mikroskop feststellbar — können in die Gallenblase einmünden, so daß ihr Inhalt nicht aufgestaut wird. Sind sie indes blind geschlossen und von vereinzelten Ballen bzw. Strängen von Hepatocyten umgeben, die ihr Sekret in die Gänge entleeren, entstehen allmählich Cysten, die Galle enthalten. Wird der Gallenfarbstoff resorbiert, bleibt nur Cholesterin — allenfalls mit Schleim vermischt — übrig: Es entstehen Cholesterin-Cysten (Adler 1892), die mit Cholesterin-Gallensteinen (auch im Kontrast-Röntgen-Bild) verwechselt werden können, und erst während bzw. nach der Operation kann die richtige Diagnose gestellt werden. Es gibt Riesen-Cholesterin-Cysten bzw. -Cysten-Pakete, die das ganze Lumen

[1] Wie meist in der Entwicklung der Naturwissenschaften, werden später auch Strukturen per analogiam nach dem Prototyp benannt, obwohl sie oft recht verschieden sind. Die Spitzen und Zacken in den Ritzzeichnungen — etwa in den von Nougayrol (1974; RA 68, 61—68) publizierten Tafeln — sind nur noch verallgemeinert *kakkum* im ursprünglichen Wortsinn „Keule".

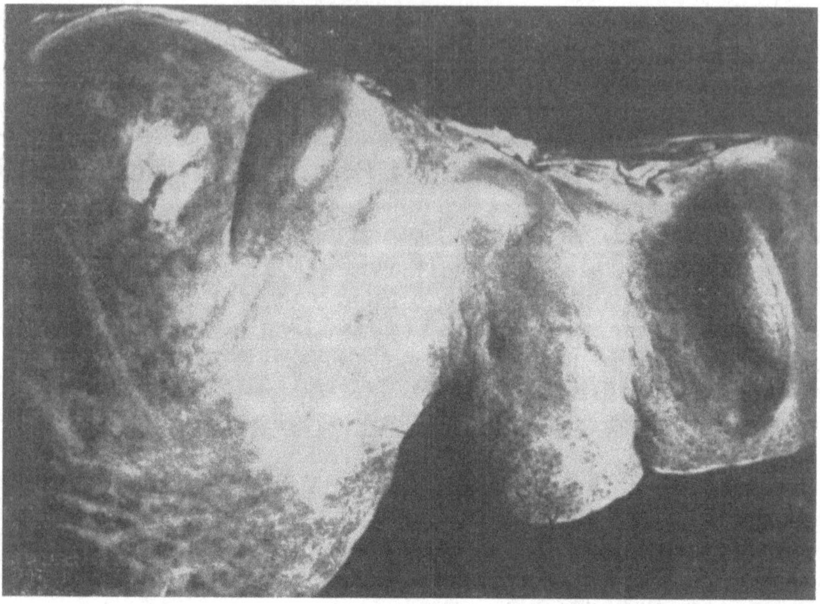

Abb. 7. Menschliche Leber mit 2 typischen keulenförmigen accessorischen Lappenbildungen vom Typus *Lobus accessorius claviformis*. Die Bārû belegten diese Bildungen mit dem Terminus *kakkum* „Waffe", die ἱεροσκόποι nannten sie μάχαιρα, die Haruspices *culter*. Es handelt sich also bei culter nicht um die Bezeichnung eines der 4 normalen Leberlappen, wie VESALIUS (1543) meinte. Fall GRUBER[1], Archivmaterial der Deutschen Akademie der Naturforscher LEOPOLDINA zu Halle. Etwa 1:2,5 nat. Größe. (Mit freundlicher Genehmigung des Springer-Verlages, Berlin – Heidelberg – New York, aus HANSER [1930]).

der Gallenblase ausfüllen: Sie verdrängen die Galle und verhindern den Zufluß neu gebildeter Galle aus dem Ductus hepaticus in die Gallenblase. Ohne sorgfältige mikroskopische Untersuchung ist die Differentialdiagnose gegen echte Cholesterin-Verschlammung der Gallenblase (früher „Fettgallenblase") oft nicht möglich (s. S. 46, Nr. 15), so daß die babylonischen Beschreibungen beide Befunde einschließen können. Kleine Cholesterin-Cysten erscheinen als weiße bis hellgelbe Fleckchen, so daß die Übersetzung von EBELING (1933/34) nicht völlig falsch ist, dagegen ist „Löchlein" (RIEMSCHNEIDER [1965], s. S. 37, Nr. 41) nicht möglich, weil ein Loch in der Gallenblasenwand zur Entleerung der Galle in die freie Bauchhöhle führt (Cholaskos), was den Tod zur Folge hat (dazu s. S. 50, Nr. 28).

1 Georg Benno Otto GRUBER (* 22. 02. 1884 München, † 20. 07. 1977 Göttingen), seit 29. 08. 1952 Mitglied der LEOPOLDINA (Matr.-Nr. 4764).

12. Ich habe keinerlei Möglichkeit gefunden, den anatomischen Wortsinn von erištum „Wunsch, Bedarf, Verlangen" zu präzisieren; das Wort bleibt vorerst — im anatomischen Sinne — unübersetzbar. Auch die Apodosis führt nicht weiter.

14. Zu *qutun martim* s. S. 49, Nr. 26: Der Bezug auf die Apodosis ist vorerst undurchsichtig. Da nichts über *rechts* oder *links* ausgesagt ist, ist „Gegenseite" unbestimmbar. Wahrscheinlich ist *imittum* „rechte Seite" gemeint, weil sich die anderen Omina ausdrücklich auf links beziehen.

15. Offenbar eine ganz frische Ablösung, bei der sich die Serosa noch nicht völlig abgelöst, wohl aber schon gehoben hat. An zwei Stellen hat die Ablösung begonnen, so daß dort 2 Zugänge unter das Häutchen führen, die „in eins" übergehen. Warum Flucht das Feindes? Offenbar kommen in dieser Sammlung auch Omina vor, deren Apodosen nicht Analogien aus den Protasen sind.

16. Gleiche Apodosis wie (2.), aber andere Protasis (dazu vgl. S. 38, Nr. 29 und 30).

17. Vergleiche mit (5.) und S. 36, Nr. 30.

18. Zu einer Ablösung kommen Furchen der Gallenblasenwand hinzu. Eine einzelne Schnürfurche ringförmig um das Corpus ergibt die „Sanduhrgallenblase", hier wird indes von mehrfacher Furchung berichtet. Es kann sich um eine Mißbildung handeln (auch die „Sanduhrform" kann eine Mißbildung sein), also angeboren sein, aber auch um einen erworbenen Zustand nach Ablauf einer schweren Entzündung (Cholecystitis). Auch das Steinleiden (das oft mit Entzündungen einhergeht) kann solche Furchen verursachen, allerdings berichtet die Protasis nichts von Gallensteinen (*aban martim*), so daß diese Ursache wohl ausgeschlossen werden kann. Die Vielheit der Furchen — mindestens 4 — zeigt Massen feindlicher Truppen an.

19. Nach einem Trennungsstrich auf der Tafel wird nun die rechte Seite der Gallenblase betrachtet (eigentlich hätte man auch [14.] hier erwartet). Wenn eine Ablösung auf der rechten Seite der Gallenblase zum Processus papillaris blickt, muß die Gallenblase in sich abnorm gestaltet sein (z. B. Hufeisengallenblase, s. S. 49, Nr. 26: bei ihr liegt der umgebogene Teil der [*eigentlich*] rechten Seite links, wenn die Knickung linksgerichtet ist), denn sonst „blickt" immer die linke Seite zum *ṣibtum*. Möglich ist aber auch Situs inversus, dann liegt *rēš amūtim* links, *ṣibtum* rechts.[1] Da nichts weiter berichtet wird, muß dies offen bleiben. Die Apodosis meint vermutlich das erste Regierungsjahr eines jungen Königs oder das erste Amtsjahr eines hohen Beamten, Militärs oder

[1] Wie z. B. die Leber auf der linken Hand des opferschauenden Genius auf dem etruskischen Bronzespiegel von Vulci.

Priesters; z. T. ideographisch geschrieben. Warum eine „falsche" Lage hier Glück bedeutet, ist völlig unklar.

20. Der Ausdruck *ruqqu ša martim* scheint sonst nicht belegt zu sein (aber für andere Organe), so daß die Interpretation schwierig ist. Entweder unterscheidet der altbabylonische Autor an der Gallenblase das *Infundibulum* vom *Collum*, wie die heutigen Chirurgen (in der Anatomie ist die Trennung seit 100 Jahren nicht mehr üblich), oder es liegt eine „Sanduhrgallenblase" vor (vgl. oben Kommentar zu [18.]). In der Apodosis ist ^{giš}KU „kakkum" („Waffe") mit *isiltum* „Seuche" offenbar als Akzenteinheit aufzufassen: „Waffe der Seuche", was wohl als „Wüten der Seuche" zu übersetzen ist. Da eine Seuche das Heer (wörtlich:) „spaltet", ist wohl in der Protasis an die „Sanduhrgallenblase" zu denken, da die Schnürfurche die Blase zu spalten scheint.

Rückseite

1. Hier wieder unklar, ob rechts oder links gemeint ist (wohl links, weil vorhergehendes Omen eindeutig auf rechts bezogen). Der „Kopfhalter des Bösen" ist wohl Namtar, der teuflisch-dämonische Götterbote (s. S. 36, Nr. 28). „Schweigen" steht wohl für „sprachlos' vor Schrecken". Die Lösung am „Kopf" (Fundus) ist offenbar symbolisch für den „Kopf des Staates", aber auch für den „Kopfhalter des Bösen": Der König geht weg (verliert die Verbindung zu Staat und Volk), Namtar wird auf die Menschheit „losgelassen".

3. Völlig unklar ist auch für den Anatomen, was nisḫum „das Ausgerissene" oder „das Ausreißen" an der Gallenblase sein kann. Die Apodosis könnte der Autor auch durch „der Vormarsch reißt ab" ausgedrückt haben. Daraus ergibt sich eine vage Vermutung für das Verständnis der Protasis: Im Verlaufe schwerer Gallenblasenentzündung mit lokal begrenzter Peritonitis (Bauchfellentzündung) kann es zu Adhäsionen (Verwachsungen) mit dem Omentum majus (Großen Netz) kommen. Bei der Exenteration gibt es dann oft — wenn man nicht darauf gefaßt ist und deshalb nicht vorsichtig präpariert — *Abrisse*, d. h., es bleiben Netzteile an Leber und Gallenblase hängen. Vielleicht läßt sich ein Paralleltext finden, der ausführlicher berichtet.

4. Wie (3.), nur *links* wieder den Feind betreffend,

5. wie (3.), aber zweimal gelöst,

6. wie (4.), aber zweimal gelöst.

7. „22 Zeilen" ist unstrittig, da übliches Kurz-Ideogramm statt MU.ŠID.BI.IM, aber bei DI.RI vermutete ich zunächst einen Kopierfehler, der indes nicht vorliegt, wie das Original zeigt. EBELING (1933—1934; AfO 9, 328) transcribierte ziemlich willkürlich „(pi)-ṭi-ri" und übersetzte „22 seine Zeilen (von) Rissen (Reissen)", was nahe liegt, weil *piṭrum* in der Tat das Stichwort

der 22 vorausgehenden Omina ist, aber ungerechtfertigt, weil keine Rasur auszumachen ist.[1] DI.RI kann kaum für *piṭrum* oder *paṭārum* stehen (Lexikalische Listen!), wohl aber kann DI = SILIM „šulmum" mit der Nebenbedeutung „Blase" gelesen werden. Da *šulmu* in TU *3*, Rs. 23 (s. v. SODEN [1965], p. 500 sub *kukittu*) für „Gallenblase" (*martum*) steht, könnte diese hier gemeint sein. RI ist noch schwieriger, ich vermute hier „*miqittim*" (RI statt RI.RI.GA) oder „miqtim" (RI), also sinngemäß etwa „Gallenblase im Defektzustand". Völlig unsicher!

8. Eindeutig ein Leberomen, daher wäre statt „Seite" besser „*Lappen*" zu übersetzen. Gemeint ist, daß die solitäre Cyste am linken Rand des rechten Lappens liegt, d. h. direkt an der Fissura ligamenti teretis, der sich vom *bāb ekallim* „Incisura ligamenti teretis (hepatis)" in Richtung *abullum* „Porta hepatis" ziehenden, von Bindegewebe ausgefüllten Spalte. Da solitäre Cysten selten sind (meist treten sie zu mehreren auf), wird der Soldatentod des Königs im eigenen Lande vorausgesagt, ein in altbabylonischer Zeit wohl seltenes Ereignis von hoher Tragweite, dann damit ist der Sieg des Feindes zu erwarten (vgl. S. 39, Nr. 41).

9. Wie (8.), nur seitenverkehrt. Ich habe „Lappen" statt „Seite" eingefügt (vgl. S. 39, Nr. 41).

10. Ist der Tod des Herrschers im eigenen Land (8.) schon ein schwerer Schlag, so bedeutet die totale Vernichtung des Heeres den Untergang des Staates mit allen schlimmen Folgen. Diese Katastrophe wird durch die seltenste Mißbildung vorausgesagt, die es an der Leber gibt, die congenitale Choledochus-Cyste. Das Ideogramm IGI.IGI liest EBELING (1933/34: AfO 9, 328, 10) syllabisch ši-lim, was ich (abgesehen von der falschen Mimation beim Plural und der verwirrenden Schreibung [ein zweisilbiges Wort durch 2× dasselbe Zeichen mit verschiedenem Lautwert]) für verfehlt halte: Eine Cyste inmitten von Cysten ist eine sehr häufige, ganz triviale Mißbildung, aus der kein bārûm die Staatskatastrophe geschlossen hätte (vgl. S. 44, Nr. 4; aber unsicher!). Ich lese daher ŠI.ŠI „padānum".[2] Es handelt sich um eine hochsitzende (proximale) Cyste, die bei der Exenteration nicht abgeschnitten wird und auch

[1] Abgesehen davon, daß hier piṭrum (vgl. Zeile Rs. 15) zu erwarten wäre und nicht der ungewöhnliche Plural piṭirī statt piṭrī.

[2] Die Bedeutung „pa-da-nu-um" für das sonst nur in Lexikalischen Listen aufgeführte Ideogramm entnehme ich der Arbeit von LANDSBERGER (1933), der sie als Glosse in einer der Kopien des „Silbenalphabetes" fand; er hielt ŠI.ŠI für ein spezifisches Geheimideogramm der „Haruspices". Dazu auch v. SODEN (1972; AHW S. 808a) B. Lebergallengang: altbabyl. ši.ši = pa-da-nu-um.

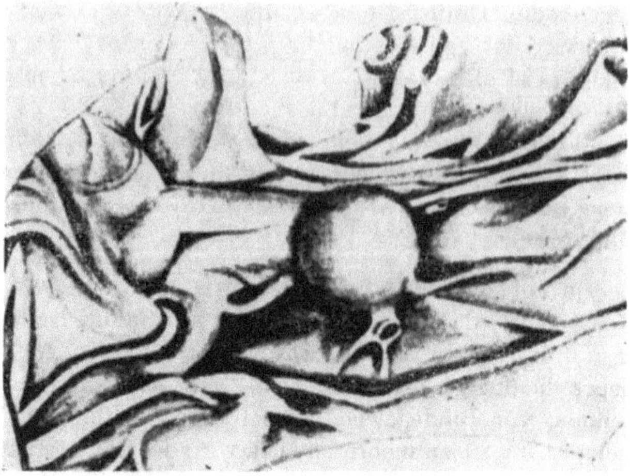

a)

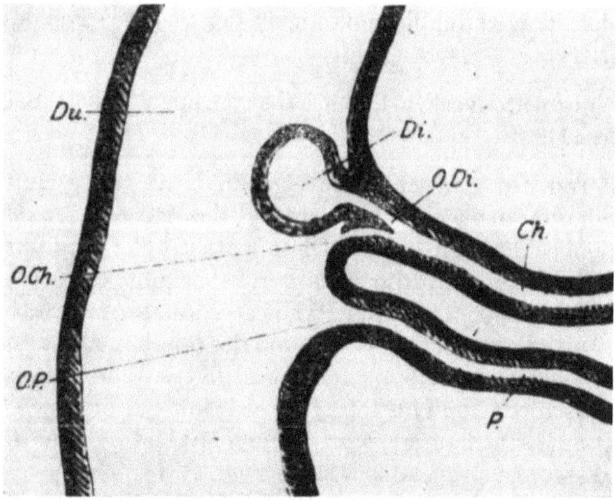

b)

Abb. 8. Congenitales Diverticulum ductus choledochi, extrem distale Lage mit Prolaps in das Duodenum. Da die Bārû den Ductus choledochus durchschnitten, wenn sie die Leber entnahmen, können sie nur proximale Fälle beobachtet haben. Es handelt sich um eine der seltensten Fehlbildungen der Gallenwege. *a:* Ansicht des Diverticulum vom Duodenum aus. *b:* Rekonstruktion nach Schnittpräparaten, *Du* Duodenum; *O. Ch.* Orificium ductus choledochi; *O. P.* Orificium ductus pancreatici; *Di.* Diverticulum; *O. Di.* Orificium diverticuli; *Ch.* Ductus choledochus; *P.* Ductus pancreaticus. Der Unterschied zwischen Diverticulum und Cystis (Abb. 9) konnte von den Bārû wahrscheinlich noch nicht diagnostiziert werden. Mit freundlicher Genehmigung von Frau J. BERGHAUS-BUDDE (Halle) und des Springer-Verlages, Berlin—Heidelberg—New York, aus BUDDE (1924).

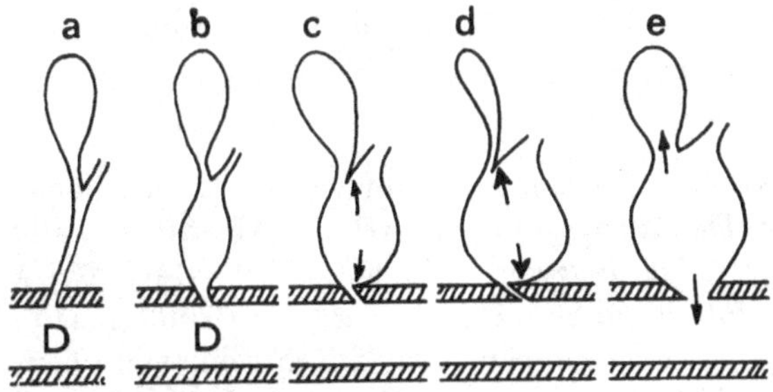

Abb. 9. Cystis ductus choledochi congenitalis, nach dem Fall von Rostowzew (1902) vervollständigt. *a* Normalzustand; dagegen *b* Cystis ductus choledochi congenitalis im „Ruhezustand"; eine anlagebedingte Wandschwäche erlaubt die Auftreibung; da aber Ductus cysticus und Ductus choledochus frei durchgängig sind, kann die Galle abfließen, und der Träger ist beschwerdefrei; *c* Zunahme der Füllung bedingt Druckzunahme (↑), so daß zuerst die Mündung des Ductus choledochus ins Duodenum (*D*), dann auch der Ausgang des Ductus cysticus abgequetscht wird; *d* fast völlige Abquetschung des Ductus cysticus, so daß nach Wasserresorption die Gallenblase zunehmend schrumpft; wegen Abflußsperre der Galle in das Duodenum treten Schmerzen und Icterus auf; *e* bei maximaler Auftreibung der Cyste kann es zur „explosionsartigen" Entleerung kommen, die Cyste nimmt wieder den Zustand *b* oder *c* an, d. h., der Träger. ist zeitweilig schmerzfrei und ohne Icterus. Der Cyklus kann sich mehrfach wiederholen bis eine irreparable Entzündung im Stadium *d* zur Katastrophe führt.

auf den Ductus hepaticus, seltener auf den Ductus cysticus nahe seiner Mündung in den Ductus choledochus übergreifen kann (Abb. 8, 9).

12. Wie (10.), doch hat hier die Choledochus-Cyste auf den Ductus hepaticus übergegriffen, sonst könnte sie nicht am linken Lappen gefunden werden. Links betrifft den Feind, also verheißt der seltene Befund das seltene Ereignis des totalen Sieges, der die Annektion des Feindlandes eröffnet.

14. Zum Schluß findet sich noch ein Gallenomen, das in der Protasis einen seltenen Befund festhält. Eine Cyste der Gallenwand (s. oben Nr. 11) entwickelt sich aus blind geschlossenen Luschkaschen Gängen. Meist wölbt sich die Cyste *in* das Lumen der Gallenblase vor, hier offenbar nach außen. Solange der Cysteninhalt steril ist und keine oder nur ganz wenig Galle enthält, sondern nur Schleim und Cholesterin, kann bei einer Ruptur der Prozeß nicht zur Peritonitis führen, ja er kann sogar durch Verklebungen mit dem Omentum majus abheilen, sofern er nicht zu einer größeren Blutung geführt hat (dann Exitus durch innere Verblutung). Sicher haben die Babylonier die gefährliche Situation erkannt (vielleicht von Notschlachtungen gekannt), so daß die Apodosis eine ebenfalls schlimme Situation für den Staat prophezeit.

15. Kolophon (vgl. oben Rs. 7), hier eindeutig ši-lum.

16. Gemeint ist „Kopie eines Textes aus Babylon", übliche Formel „kopiert und kollationiert".

17. *u'ilti* „Excerpt, Tafelauszug" läßt vermuten, daß der Originaltext umfangreicher war. Das Ideogramm [lú]DUGUD.LAL für „šamallûm" („Lehrling, Schüler, Student") ist ungewöhnlich, man hätte ŠAGAN.LÁ erwartet. Das Ideogramm als „falsch" zu bezeichnen (Ebeling 1933/34), halte ich für gewagt, denn *seltene* Ideogramme müssen nicht falsch sein (vgl. oben [10] ŠI.ŠI; [7.] DI.RI bzw. SILIM.RI], auch wenn sie uns nach fast 4000 Jahren Kopfzerbrechen bereiten (Goethes „klein-kleiner Knabe" wäre dann auch falsch und in „sehr kleiner" zu „verbessern").

18. Gegen *falsche* Ideogramme hätte wohl der Herr Papa Einspruch erhoben, der als Schreiber von Aššur gewiß ein Meister seines Faches war, wahrscheinlich war er eher stolz auf die gelehrte Schreibweise seines Sohnes.

3.3. Eine Tafel mit Gallen- und Leber-Omina in altbabylonischer Sprache und Schrift (Scheil *B* = *RA 27, 149*)

3.3.1. Transliteration von Scheil B

Vorderseite

1. DIŠ ma-aṣ-ra-aḫ EŠ a-na e-le-nu i-da-ka-aš ba-ru šum da-mi-iq-tim i-leq-qé-e
2. DIŠ šu-me-el EŠ a-na $ša_4$-ap-la-nu i-da-ka-aš be-el le-mu-ti-ka lu-mu-un ŠÀ i-mar
3. DIŠ EŠ ka-sí-i [sa]-mu-tim ú-du-ḫa-at $ša_4$-mu-um i-za-nu-un
4. DIŠ EŠ ki-ma ḫa-ri-ba-nim a-mu-ut šar-ru-ki-in $ša_4$ ma-ḫi-ra-am la-aš-šu-ú
5. DIŠ re-eš EŠ na-wi-ir ma-az-za-az [d]$NINNI_6$
6. DIŠ EŠ ki-ma ṣí-le-em iq-ti-in ṣa-ab-tum ú-ṣi-i
7. DIŠ EŠ i-mi-tum a-na šu-me-lim šu-me-lum a-na i-mi-tim i-da-ka-aš

(8.) ajju-ú-um-ma a-na mi-it-gu-ur-[tim] i-$ša_4$-pa-ra-ak-kum

9. DIŠ šu-me-el EŠ a-na $ša_4$-ap-la-nu id-ku-uš mi-qí-ti É.GAL[al] [lú]KÚR
10. DIŠ EŠ i-mi-tam ù šu-me-lam ti-id-ku-$ša_4$-at wa-ši-ib maḫ-ri-i-ka

(11.) pi-ri-iš-ta-ka uš-ta-né-eṣ-ṣi

12. X DIŠ EŠ [giš]KU ib-ni-ma šu-me-lam iṭ-ṭù-ul ka-[al] pa-ni-ka te-le-eq-qé-e
13. DIŠ EŠ [giš]KU ib-ni-ma ŠU.SI i-ṭù-ul ti-bi um-ma-ni-ka e-li [lú]KÚR i-ta-za-az
14. DIŠ ma-aṣ-ra-aḫ EŠ ir-ta-pi-iš ma-tum a-na pa-ni-$ša_4$ i-ma-aṣ-ṣí
15. DIŠ EŠ ú-ku-ul-tam dan-na-tam ma-li-at um-ma-an-ka a-šar i-la-ku zi-tam i-kal

16. DIŠ EŠ ši-rum KA im-še$_{20}$-ma re-sa ip-lu-uš-ma ú-[ṣí] a-mu-ut [šar]-ru-ki-in

(17.) ša$_4$ ek-le-tam il$_5$-li-ku-ma nu-ru-um ú-ṣi-aš-šu-um

18. DIŠ EŠ pe-ta-at ḫu-ša$_4$-aḫ-ḫu i-na ma-tim ib-ba-aš-ši

19. DIŠ EŠ bu-bu-'ù-tam ma-li-at ni-ip-ḫa-at ba-ri-im

(20.) i-na ta-ḫa-zi-im ^{lú}KÚR^{rum} um-ma-nàm i-sà-ki-pa-am

21. DIŠ i-na ma-aṣ-ra-aḫ EŠ zi-ḫu na-di-ma me-e la ú-še$_{20}$-e-ṣi

Rand

(22.) u$_4$-mu-um i-ru-up-ma ša$_4$-mu-um ú-ul i-za-nu-un

23. DIŠ EŠ ši-rum KA-ša$_4$ im-ši be-lam i-na šu-ub-ti-šu ^{giš}KU i-da-[ak]-šu

24. DIŠ EŠ i-mi-ta-ša$_4$ a-na zi-iḫ-ḫi da-qú-tim ki-ma na-am-ba-sí i-ta-da-at

Rückseite

(25.) LUGAL ši-bu-ut a-li-šu i-na-sà-ḫu-šu

26. XX DIŠ EŠ iš-tu šu-me-lim a-na i-mi-tim il$_5$-wi-ma re-sa i-na qú-tu-un

(27.) iš-ta-ka-an a-lam ši-bu-tu-šu a-na ^{lú}KÚR i-na-di-nu-šu

28. DIŠ i-na re-eš EŠ pi-iṭ-rum mu-ki-il$_5$ re-eš le-mu-ut-tim tu-[um]-ra e-li LÚ i-ma-qú-ut

29. DIŠ i-na re-eš EŠ pi-iṭ-rum 2 mu-ki-il$_5$ re-ši-im LUGAL i-du-ki-ú

30. DIŠ i-na re-eš ⟨EŠ⟩ pi-iṭ-rum 3 ṭe-mu-um ù mi-il$_5$-ku-um i-ša$_4$-an-ni i-ši-tum a-ḫu-um a-ḫa-šu i-da-ak

31. DIŠ EŠ iš-da-ša$_4$ šu-me-lam ki-na-ma i-sí-il$_5$-ti i-mi-tim pa-aṭ-ra-at ru-bu KASKAL^{i}-ja ú-ul i-tu-ra

32. DIŠ EŠ iš-da-ša$_4$ i-mi-tam ki-na-ma ù i-sí-il$_5$-ti i-mi-ti pa-aṭ-ra-at

(33.) um-ma-nu KASKAL i-la-ku$_{13}$ ú-ul i-tu-ra-am

34. DIŠ i-na re-eš EŠ še$_{20}$-pu še$_{20}$-ep ba-ar-tim

35. DIŠ 3 EŠ a-ḫa-tum e-li a-ḫa-tim ra-ak-ba-at ma-a-ru i-na bu-ul-ṭi a-bi-šu-nu

(36.) bi-it a-bi-šu-nu ú-sà-ap-pa-ḫu

37. DIŠ EŠ da-ma-am [dan]-na-am ma-li-at su-un-qum ma-tam i-ṣa-ba-at

38. DIŠ EŠ re-sa ki-ma ku-ub-ši-im LUGAL la-ma-sà-am i-ra-aš-ši

39. DIŠ EŠ ŠU.SI il$_5$-wi-ma re-sa i-na KÁ É.GAL iš-ta-ka-an ^{lú}KÚR^{rum} i-te-bé-am-ma

(40.) a-lam ù be-el a-lim i-ta-ba-al

41. DIŠ 2 KÁ É.GAL EŠ ŠU.SI il$_5$-wi-ma re-sa i-na bi-ri-šu-nu iš-ta-ka-an

(42.) ^{giš}KU i-mi-tim EŠ ra-ki-ib i-na šu-me-el ta-ka-al-tim ši-lum ip-lu-uš-ma uš-te-eb-ri

(43.) ma-at ^{lú}KÚR ta-ṣa-ab-ba-at a-na i-še$_{20}$-er-ti ^{lú}KÚR te-ru-um-ma ni-qí-am ta-na-qí-i

44. DIŠ EŠ iš-di šu-me-el a-mu-tim ig-mu-ur-ma re-sa i-na iš-di ^{giš}GU.ZA $ša_4$ ŠU.SI
(45.) $iš_7$-ta-ka-an TAM.MA^{am} RA ajja-bi-šu a-na KU ur-ra-am
(46.) wa-ar-du-um i-te-bé-ma be-el-šu i-da-ak

3.3.2. Transcription von SCHEIL B

1. šumma maṣrāḫ martim ana elēnu idakkaš bārû šum damiqtim ileqqe
2. šumma šumēl martim ana šaplānu idakkaš bēl lemuttika lumun libbi immar
3. šumma amūtum kasî sāmūtim uduḫḫat šamûm izannum
4. šumma amūtum kīma ḫaribānim amūt Šarrukīn ša māḫiram laššu
5. šumma rēš amūtim nawir mazzaz ^{d}Ištar
6. šumma martum kīma ṣillêm iqtin ṣabtum uṣṣi
7. šumma martum imittum ana šumēlim šumēlum ana imittim idakkaš (8.) ajjumma ana mitgurtim išapparakkum
9. šumma šumēl martim ana šaplānu idkuš miqitti ekal nakrim
10. šumma amūtum imittam u šumēlam tidkušat wāšib maḫrîka (11.) pirištaka uštaneṣṣi
12. (X) šumma amūtum kakkam ibnīma šumēlam iṭṭul kal pānīka teleqqe
13. šumma amūtum kakkam ibnīma ubānam iṭṭul tībi ummānika eli nakrim ittazzaz
14. šumma maṣrāḫ martim irtapiš mātum ana pānīša imaṣṣi
15. šumma martum ukultam dannatam maliat ummānka ašar illaku zittam ikkal
16. šumma martum šīrum appam imšema rēssa iplušma ūṣi amūt Šarrukīn (17.) ša ekletam illikūma nūrum ūṣiaššum
18. šumma martum petat ḫušaḫḫu ina mātim ibašši
19. šumma martum bubu'tam maliat nipḫat bārîm (20) ina tāhāzim nakrum ummānam isakkipam
21. šumma ina maṣrāḫ martim ziḫḫu nadīma mê lā ušēṣi (22) ūmum irrupma šamûm ul izannum
23. šumma martum širum appaša imši bēlam ina šubtīšu kakkum idâkšu
24. šumma martum imittaša ana ziḫḫi daqqutim kīma nambasi itaddât (25.) šarram šībūt ālīšu inassaḫūšu
26. (XX) šumma martum ištu šumēlim ana imittim ilwima rēssa ina qutun (27.) ištakan ālam šībūtušu ana nakrim inaddinušu
28. šumma ina rēš martim piṭrum mukil rēs lemuttim tumra eli awīlim imaqqut
29. šumma ina rēš martim piṭrum šena mukil rēšim šarram idukku
30. šumma ina rēš ⟨martim⟩ piṭrum šalāšat ṭēmum u milkum išanni išītum aḫum aḫāšu idâk

31. šumma martum išdaša šumēlam kīnama isilti imittim paṭrat rubû ḫar-rānija ul itūra
32. šumma martum išdaša imittam kīnama u isilti imitti paṭrat (33.) ummānu harrān illaku ul iturram
34. šumma ina rēš martim šēpu šēp bārtim
35. šumma šalaš maruātum aḫātum eli aḫātim rakbat mārū ina bulṭī abīšunu (36.) bīt abīšunu usappaḫu
37. šumma martum dāmam dannam maliat sunqum mātam iṣabbat
38. šumma martum rēssa kīma kubšim šarrum lamassam iraššī
39. šumma martum ubānam ilwīma rēssa ina bāb ekallim ištakan nakrum itebbeamma (40.) ālam u bēl ālim itabbal
41. šumma šena bāb ekallim martum ubānam ilwīma rēssa ina birīšunu ištakan (42.) kakki imittim martam rakib ina šumēl tākaltim šīlum iplušma uštebri (43.) māt nakrim taṣabbat ana išerti nakrim terrumma niqiam tanaqqi
44. šumma martum išdi šumēl amūtim igmurma rēssa ina išdi kussī ša ubānim (45.) ištakkan talīmam ana ajjābišu ana ṭēmim urām (46.) wardum itebbema bēlšu idâk

3.3.3. Übersetzung von Scheil B

1. Wenn der Ductus cysticus nach oben ausgebeult ist; der Opferschauer wird einen guten Namen erwerben.
2. Wenn die linke Seite der Gallenblase nach unten eingedellt ist; dein Feind wird Kummer des Herzens erleben.
3. Wenn die Leber mit roten Körnchen überzogen ist; der Regen wird schütten (wörtl. „der Regen wird regnen").
4. Wenn die Leber wie Ödland (oder: die Gallenblase wie ein Wegerichblatt [gemustert]) ist; Leber-Omen des Šarrukīn, der keinen (ebenbürtigen) Gegner hatte.
5. Wenn das Caput iecinoris glänzt; Position der Venus!
6. Wenn die Vesica fellea dünn wie eine Rippe ist; ein Gefangener wird entkommen.
7. Wenn die Gallenblase — die rechte Seite nach links, die linke Seite nach rechts — eingedellt ist; (8) irgendjemand wird dir wegen einer Einigung schreiben.
9. Wenn die linke Seite der Gallenblase nach unten eingedellt war; Fall des Palastes des Feindes.
10. Wenn die Leber nach rechts und nach links verbreitert ist; dein früherer Vertrauter (wörtl. „Bewohner") wird ständig (11.) dein Geheimnis verraten.

12. (X.) Wenn die Leber eine Waffe hervorbringt und (diese) nach links schaut; alles, was vor dir liegt, wirst du in Besitz nehmen.
13. Wenn die Leber eine Waffe erzeugt und (diese) das Caput (iecinoris) anschaut; der Angriff deines Heeres wird über den Feind triumphieren.
14. Wenn der Ductus cysticus erweitert (verbreitert) war; das Land wird sein Ziel erreichen (wörtl. „wie vordem entsprechen").
15. Wenn die Gallenblase voll von gewaltigem Fressen ist; dein Heer wird — wo auch immer es hinmarschiert — seinen Anteil bekommen.
16. Wenn die Gallenblase — Parenchym verdeckt (nur) die Prominentia corporis — ihren Fundus aber herausgebohrt hat und (dieser) herausragt; Leber-Omen des Šarrukīn, (17.) der die Finsternis durchquerte und dem ein Licht aufging.
18. Wenn eine Vesica mobilis vorliegt (wörtl. „die Gallenblase freigelegt ist"); Hungersnot wird im Lande sein.
19. Wenn die Gallenblase voll Eiter ist; Streit der Opferschauer, (20.) in der Schlacht wird der Feind das Heer zurückdrängen.
21. Wenn im Verlaufe des Ductus cysticus eine Impressio liegt, die aber (wörtl. „und") keine Flüssigkeit absondert; (22.) der Tag wird bewölkt sein, doch (wörtl. „und") Regen wird nicht fallen (wörtl. „Regen wird nicht regnen").
23. Wenn eine Vesica occulta vorliegt (wörtl. „Parenchym ihr Corpus verdeckt"); den Herrn wird in seiner Wohnung eine Waffe töten.
24. Wenn die rechte Seite der Gallenblase nach einer winzigen Impressio hin wie *nambas|z|ṣ|um* jeweils da liegt; (25.) den König werden die Ältesten seiner Stadt absetzen.
26. (XX.) Wenn die Gallenblase von links nach rechts halbkreisförmig [in sich] verbogen ist und ihr Fundus am Collum (27.) liegt; die Stadt werden ihre Ältesten an den Feind ausliefern.
28. Wenn am Fundus vesicae felleae eine Ablösung ist; der Kopfhalter des Bösen (d. i. Namtar) wird Vulkanasche auf den Menschen schleudern.
29. Wenn am Fundus vesicae felleae zwei Ablösung(en) sind; die „Kopfhalter" werden den König töten.
30. Wenn am Fundus ⟨vesicae felleae⟩ drei Ablösung(en) sind; Planen und Ratschluß ändert sich; Verwirrung — einer wird den anderen töten.
31. Wenn die Facies affixa vesicae felleae links fest ist, aber (wörtl. „und") das Corpus rechts gelöst ist; der Feldherr (wörtl. „Fürst") wird von meinem Feldzug nicht zurückkehren.
32. Wenn die Facies affixa vesicae felleae rechts fest, aber (wörtl. „und") das Corpus rechts gelöst ist; (33.) das Heer wird vom Feldzug, den es unternimmt, nicht wiederkehren.
34. Wenn auf dem Fundus vesicae felleae ein Fuß ist; Fuß des Aufstandes.

35. Wenn drei Gallenblasen (vorhanden sind und) eine auf der anderen reitet; die Söhne werden zu Lebzeiten ihres Vaters (36.) ihr Vaterhaus durchbringen.
37. Wenn die Gallenblase voll von Blutgerinnsel ist; Not wird das Land packen.
38. Wenn der Fundus vesicae felleae wie eine [phrygische] Mütze ist; der König wird einen Schutzengel bekommen.
39. Wenn die Gallenblase das Caput iecinoris umschließt und ihr Fundus in der Incisura ligamenti teretis gelegen ist; der Feind wird sich auflehnen und (40.) die Stadt und den Herrn der Stadt deportieren.
41. Wenn zwei Incisurae ligamenti teretis (existieren), die Gallenblase das Caput iecinoris umschloß und ihr Fundus zwischen ihnen gelegen ist, (42) eine Waffe der Rechten die Gallenblase reitet, links im Vestibulum bursae omentalis eine Cyste einbricht und offen bleibt (wörtl. „durchhält; ausharrt"); (43.) das Land des Feindes wirst du erobern, in das Heiligtum des Feindes wirst du eintreten und ein Opfer darbringen (wörtl. „ein Opfer opfern").
44. Wenn die Gallenblase die Facies visceralis lobi sinistri gänzlich einrahmt (wörtl. „umschließt") und ihr Fundus an der Basis (wörtl. „Thronbasis") des Caput iecinoris (45.) liegt; den Herzensbruder gegen seine Feinde (oder: „seines Feindes"?) wird man wegen eines Einverständnisses umwerben, (46.) ein Sklave wird sich empören und seinen Herrn töten.

3.3.4. Kommentare zur Tafel Scheil „B" (1930)[1]

Allgemein ist zu dieser von Scheil — dem Erstentzifferer und Übersetzer des Codex Ḫammurapi — aus Privatbesitz publizierten (Abb. 10), offenbar seit dem II. Weltkrieg verschollenen Tafel (dazu Riemschneider [1965][2]) zu sagen, daß sie einige Merkwürdigkeiten in sich birgt:

1. Das Zeichen EŠ (Wortzeichen für „Sîn" [Mondgott], Zahlzeichen für „30" [$= 3 \times 10$]) wird in den Omina, die in den Protasen anatomische Befunde dokumentieren — kurz Eingeweide-Omina genannt —, zur ideographischen Schreibung des Wortes *amūtum* „Leberomen, Schafsleber" gebraucht. Scheil (1930) hat daher dieses Ideogramm auch durchgehend „amūtum" transcribiert, ohne zu bemerken, daß damit 26 der insgesamt 32 Omina dieser

[1] Ich zitiere nach dem Usus der Naturwissenschaftler (Autor, Publikationsjahr), gebe aber zusätzlich nach dem Usus der Assyriologen die gebräuchlichen Kurzzitate an (hier: RA **27**, 148ff.).

[2] ZA **57**, 125ff.

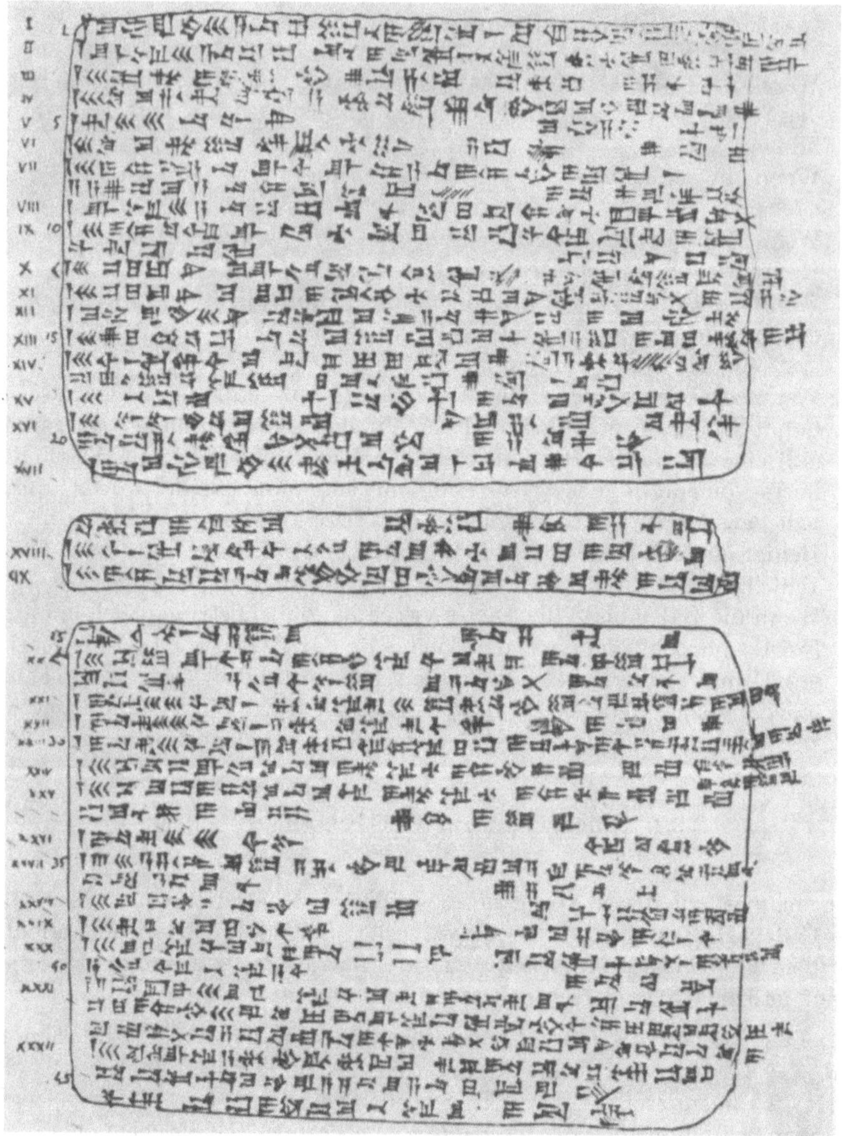

Abb. 10. Die Tafel SCHEIL *B* (RA **27**, 149) nach der Autographie von SCHEIL (1930). *Oben:* Vorderseite mit den Zeilen 1 bis 21 moderner Zählung (△ Omina I bis XVII der Zählung des Tafel-Autors); *Mitte:* Tafelrand mit den Zeilen 22 bis 24 moderner Zählung (△ Omina XVIII und XIX [Druckfehler in der Autographie!] nach Zählung des babylonischen Schreibers); *unten:* Rückseite mit den Zeilen 25 bis 46 moderner (△ Omina XX bis XXXII babylonischer) Zählung. Die Omina X und XX waren vom babylonischen Schreiber (Autor) mit den keilschriftlichen Zahlzeichen am linken Tafelrand markiert (Marke XXX wahrscheinlich zerstört).

Tafel anatomisch unsinnig interpretiert werden. RIEMSCHNEIDER (1965) fiel auf, daß EŠ hier auch *martum* „Gallenblase“ bedeuten kann — vor allem beim Vergleich mit anderen, syllabisch geschriebenen Tafeln gleichen oder sehr ähnlichen Inhalts —, was ihn verleitete, nun durchgehend EŠ „martum“ zu setzen, womit sicher 6 der 32 Omina falsch verstanden sind. Eine Antwort auf die nahe liegende Frage, warum der Schreiber — der sich sonst bemüht hat, die altbabylonische Sprache nicht zu mißhandeln — die merkwürdige Schreibung EŠ statt ZÉ für „martum“ gebraucht hat, kann nur spekulativ gefunden werden, also eigentlich vorerst überhaupt nicht. Vielleicht hat im Sumerischen EŠ ganz allgemein „Eingeweide-Omen“ bedeutet, und die Einengung auf Leber-Omen hat sich erst allmählich herausgebildet. Der Ductus der Schrift weist auf die älteste Stufe altbabylonischer Schreibkunst hin, könnte also auch eine sehr alte Bedeutung von EŠ festgehalten haben. Der Sachkenntnis der Leser war es überlassen, selbst „amūtum“ *oder* „martum“ zu verstehen. Vielleicht war es aber auch Absicht, dem Nichtfachmann das Verständnis zu erschweren, sollte er unerwünschterweise die Tafel in die Hand bekommen.[1]

2. Die Lautwerte einiger Zeichen sind ungewöhnlich: $\check{s}e_{20}$ ist fast nur in alt-*süd*babylonischen Omina üblich, weshalb RIEMSCHNEIDER (1965) die Tafel für aus Larsa stammend hielt. $\check{s}e_{20}$ = IGI = ši ist in den Zeilen 16, 21, 34 (dort 2×) und 43, also 5× vorhanden. Häufiger, nämlich in den Zeilen 17, 26, 29, 30, 31, 32, 39 und 41 — insgesamt also 8× — ist aber il_5 = EL = el vertreten, das wie $i\check{s}_7$ = AB = ìs|ṣ|z = ès|ṣ (Zeile 45) eher auf die Schreibertradition von Mâri (am Oberlauf des Euphrat, 800 km von Larsa entfernt) hinweist. Selten ist der Lautwert ku_{13} = KUM = kum, qum (Zeile 33), aber nicht geographisch festlegbar. Wenn in den Zeilen 29 und 30 pi-iṭ-rù (statt pi-iṭ-rum) zu lesen wäre, würde dies sogar auf Nuzi (Osttigrisland), also ebenfalls auf die Randgebiete im Norden hinweisen, denn sonst ist rù = AŠ = rum erst in mittel-babylonischen Texten (und später) nachgewiesen (dazu v. SODEN [1948]). Eine Besonderheit dieser Tafel ist auch die durchgehende Verwendung eines Zeichens mit dem Lautwert ša, das ich als DU mit dem seltenen Lautwert $\check{s}a_4$ identifiziere, was ich am Ende des Kommentars (S. 55) begründen werde.

3. Vermutlich vulgäre Ausdrücke — allen voran (in Zeile 15) *ukultam dannatam* „(Acc.) gewaltiges Fressen“ — statt der sonst üblichen „wissenschaftlichen Termini“ lassen Zweifel daran aufkommen, daß die Tafel bester altbabylonischer Opferschauertradition entstammt.

[1] „Geheimideogramme der Haruspices“ vermutete schon LANDSBERGER (1933).

4. Die Tafel war ungebrannt und ist nicht signiert, der Schreiber bleibt also anonym. Beides könnte auf eine Schülerarbeit hinweisen, was vielleicht auch die anderen Merkwürdigkeiten erklärte.

Kommentare zu SCHEIL B nach Zeilen

1. Paralleltext TCL 6, 2 Vs. 21 „šumma martu ina qutnīša eliš dakšat bārû šum damiqtim ileqqe“ (Wenn die Gallenblase in ihrem Collum nach oben ausgebeult ist; der Opferschauer wird einen guten Namen erwerben.). Dies zeigt, daß maṣrāḫ martim (wörtl. „Sockel der Gallenblase“) *fast* synonym zu qutun martim (wörtl. „Schmalheit der Gallenblase“, s. unten Nr. 26) ist. Nach heute gültigen PNA ist also das Wegstück aus Collum vesicae felleae und Ductus cysticus gemeint, das nach Weite, Länge und Verlaufstypus individuell sehr

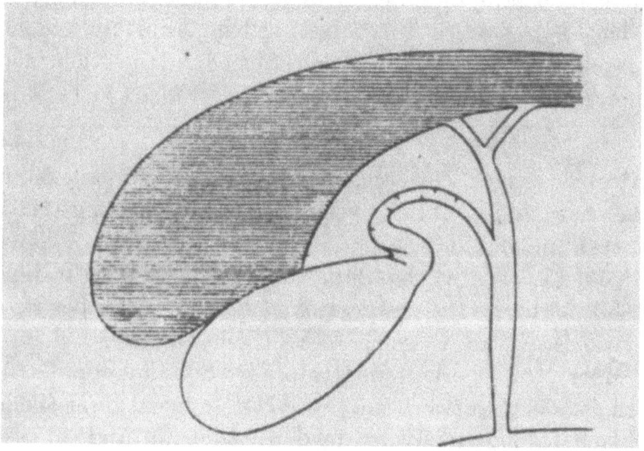

Abb. 11. Arcus ductus cystici; die Deformation ist angeboren und hier *dorsalwärts* gerichtet, was in der Nomenklatur der Bārû durch *ana elēnu* „nach oben“ ausgedrückt wurde. Aus KARLMARK (1927) mit Genehmigung des VEB Gustav Fischer Verlag, Jena.

variiert. „Oben“ meint „dorsal“, d. h. es liegt ein dorsal gerichteter Arcus cysticus (KARLMARK 1927) vor. dakāsum hat offenbar die Nebenbedeutung „durchbiegen, verbiegen“ (die andere mögliche Bedeutung „hineinstoßen“[1] [v. SODEN 1981: p. 1549] kann *hier* mit anatomischer Begründung ausgeschlossen werden). Bei nicht abpräpariertem Peritonaeum kann übrigens — besonders ein kurzer, stark gekrümmter — Arcus eine Verdickung suggerieren, dagegen sind isolierte Diverticula ductus cystici unbekannt, am Ductus chole-

[1] Der Arcus ist von „unten“ her gesehen (d. h. von ventral aus) konkav, von „oben“ (dorsal) her gesehen aber konvex. Von „unten“ her gesehen kann also die Bedeutung auch „eingebeult nach oben“ zutreffen.

dochus selten, doch kann dieser nicht gemeint sein, weil er fernab vom Collum liegt und bei der Herausnahme der Leber zerschnitten wird. Die bisher bekannten Lebernachbildungen aus Ton[1] zeigen Ductus cysticus et hepaticus, nie den Ductus choledochus. Der „Auftreibung" des Ductus cysticus entspricht in der Apodosis das Berühmtwerden des bārûm (Abb. 11).

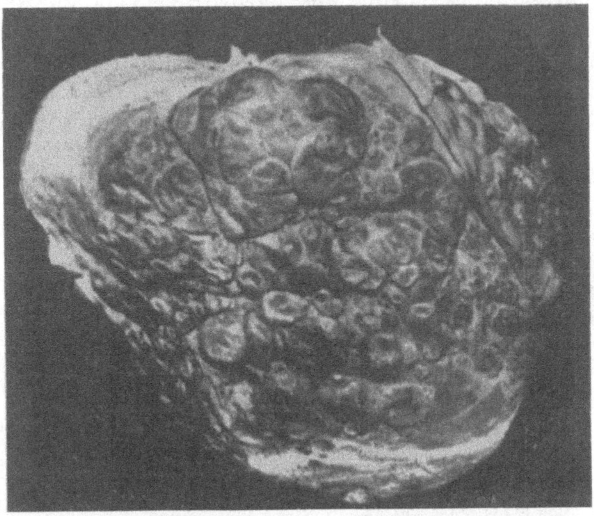

Abb. 12. Die Protasis von Omen IV (Zeile 4) ist wegen ki-ma ḫa-ri-ba-nim noch nicht voll verständlich. Falls ein Schreibfehler [statt ḫa-ri-ba-tim] vorliegt, könnte die Cystenleber gemeint sein, die durchaus an „Ödland" („Buckelwiese") erinnert. Das Ideogramm EŠ wäre dann *amūtum* „Schafsleber, Opferleber" zu lesen. Etwa 1/4 nat. Größe. Fall Bostroem[1] (Archivmaterial der Deutschen Akademie der Naturforscher Leopoldina, Halle). Mit dankenswerter Genehmigung des Springer-Verlages, Berlin—Heidelberg—New York, aus Hanser (1930).

[1] Eugen Woldemar Bostroem (* 30. 09./12. 10. 1850 in Fallin [Livland], † 24. 05. 1928 in Gießen), Mitglied der Leopoldina seit 05. 01. 1893 (Matr.-Nr. 3007).

2. Offenbar primär ein Gallen-Omen! Schwellung des linken Leberlappens nach „unten" — d. h. in ventraler Richtung — ist nichts Unbekanntes. Wie die linke Seite der Gallenblase nach „unten" aufgebeult sein soll, ist anatomisch unverständlich, allenfalls durch einen Tumor, den jugendliche Opferschafe noch nicht erwarten lassen. Daß aber die linke Seitenwand der Gallenblase nach „unten" (d. h. ventral) *eingedellt* ist, liegt bei der großen Variabilität der Gallenblase im Bereich des Möglichen.

[1] „Lebermodelle" zu sagen, widerstrebt mir im Zeitalter der modernen mathematischen Modelltheorie, gegen „Moulagen" sträubt sich der Anatom!

3. Umstrittener Ausdruck ist kasî sāmutim. Es scheint die durch v. SODEN zu *kasûm* „Senfkohl" gestellte Deutung „(Senf-)Körnchen" richtig zu sein. Offenbar handelt es sich um eine Granulomatosis hepatis (an der Gallenblase kann diese nicht auftreten!). Meinem Kollegen Prof. Dr. D. STILLER (Pathologe an der Universität Halle) danke ich für diesen Lösungsvorschlag.

4. Bisher ungedeutet ist ḫaribānum. ḫarībatum „Ödland, Halbwüste" ergäbe einen Sinn (vgl. unsere „Buckelwiese"), da eine Cystenleber (Abb. 12) so aussieht. Da *nim* und *tim* gut unterscheidbar sind, müßte ein grober Schreib-

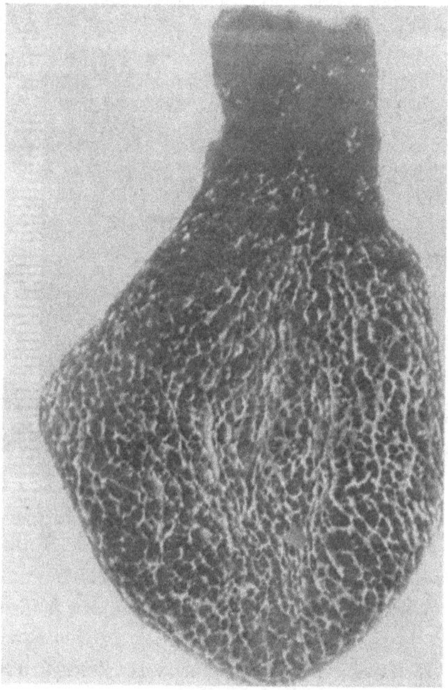

Abb. 13. Falls dagegen ki-ma ḫa-ri-ba-num späterem a-ri-ba-nim (nach Verfall des laryngalen Anlautes) entsprechen sollte, wäre das Ideogramm EŠ durch *martum* „Gallenblase" wiederzugeben. Dann müßte sich der Vergleich kīma ḫaribānim auf ein Blattmuster beziehen, etwa ein Wegerichblatt, und meint wohl die Cholesterosis vesicae felleae[1]. Schwarz-Weiß-Reproduktion einer Farbaufnahme von SANDRITTER und THOMAS (1975) mit dankenswerter Genehmigung des F. K. Schattauer Verlages, Stuttgart.

fehler vorliegen. Sonst unverständlich! Sollte indes āribānum „(etwa) Rabenkraut" als richtige Lesung (ḫ- eine Variante?) zutreffen, müßte es sich wohl doch um ein Gallen-Omen handeln: Bei Cholesteatosis (Cholesterosis) vesicae

[1] In der deutschsprachigen Pathologie auch „Erdbeergallenblase, Fischschuppengallenblase, Stippchengallenblase" genannt.

felleae wird Cholesterin in den Epithelzellen der Schleimhautfalten gespeichert, was ein weißes bis gelbes Netzmuster ergibt, das an dünnwandigen (gesunden) Gallenblasen oft schon von außen sichtbar ist: Das weiß-gelbe Muster hebt sich auf dem dunkelgrünen Grund deutlich ab. Es kann der Äderung eines Wegerich-Blattes durchaus ähnlich sein[1] (Abb. 13).

5. Wie einige der vorausgehenden Omina wahrscheinlich ein Leber-Omen: Ein „spiegelndes" Peritonaeum über dem wichtigsten Leberteil für die Mantiker, dem *Caput iecinoris,* der κεφαλή τοῦ ἥπατος, nach PNA zu *Processus caudatus* „ernüchtert", früher auch *Processus pyramidalis* genannt. Offenbar kann der Opferschauer aus dem Eingeweidebefund keine sichere Prognose stellen, daher Verweis auf die Position der Venus, also die Astrologie. Analog zur glänzenden Serosa der helle Planet!

6. Wenn die Vesica fellea dünn wie eine Rippe ist; ein Gefangener wird entkommen. Schlauchförmige Gallenblasen können primäre Mißbildungen sein, aber auch Schrumpfungszustände nach chronischer Cholecystitis lenta (*ohne* Gallensteine!). Analog ist das „Durchschlüpfen" des Gefangenen gedacht, der sich „dünn macht".[2]

7. Die Protasis ist weder für die Leber, noch für die Gallenblase plausibel, wenn man dakāšum „schwellen, ausbeulen" setzt. Für die Gallenblase wäre ein Sinn zu erkennen, wenn man in Anlehnung an v. SODENS nachträglichen Vorschlag „eindellen" übersetzt. Normalerweise dellt sich die freie Oberfläche der Gallenblase nach schneller, starker Entleerung ein, doch ist denkbar, daß dies auch einmal symmetrisch an den Seitenwänden (rechts und links) abläuft. Ich vermute daher, daß (7.) ein Gallen-Omen ist. Dabei nähern sich linke und rechte Wand einander im Lumen, was der „Einigung" in der Apodosis entspräche.

9. Die Protasis ist bis auf das Tempus des Verbs dieselbe wie in (2.), wo *idakkaš* 3. Pers. Sing. Praes., hier *idkuš* Praeteritum ist, das aber nach *šumma* „wenn" (Conditionalsatz) gewöhnlich praesentischen Sinn hat. Offenbar handelt es sich um nur *ein* Omen mit zwei Deutungen (vgl. z. B. Nr. 19; 30; 44.). Der „Eindrückung" der Gallenblase analog ist der „Fall" — Einsturz oder Eroberung — des feindlichen Königshofes.

10. Die Leber kann infolge Stauung (*foie cardiaque* der französischen Pathologen) oder Schwellung nach beiden Seiten verbreitert sein, dagegen sind Diverticula vesicae felleae so selten, daß für ein symmetrisches Auftreten die Wahrscheinlichkeit gegen Null geht. Protasis: Ausbreitung im morphologischen Sinne, analog in der Apodosis: Verbreitung von Staatsgeheimnissen.

[1] Dazu eine sehr schöne Farbphotographie bei SANDRITTER und THOMAS (1975).

[2] Die Bedeutung „dünn machen, verdünnen" hat qatānum im D-Stamm (hier aber G-Stamm!), ist aber im Sinne von „entschlüpfen" nicht belegt.

12.[1] „Waffe" – akkadisch *kakkum* (ursprünglich wohl „Knüppel"), oft – wie auch hier – ideographisch ^{giš}KU geschrieben – ist zunächst die neolithische Schlagwaffe, die Keule, wie die ältesten Formen des sumerischen Ideogramms zeigen (Deimel [1936]: Nr. **536**, 1). Die sumerische Aussprache war *tukul* „Holzkeule", später zu Beginn der Metallzeit auch *zabar* (dafür aber anderes Ideogramm!) „Bronzekeule", jene Waffe, mit der noch die Inca-Krieger zur Zeit der Conquista kämpften. Vesalius (1543) meinte, *culter* (griech. μάχαιρα) sei der antike Name eines regulären Leberlappens gewesen. Die babylonischen Texte zeigen aber deutlich, daß *kakkum* eine Varietät ist. Accessorische Lappen der Facies visceralis hepatis haben meist Keulen- oder Tatzenform. Diese „Keulen" sind wohl mit *kakkum* gemeint, die „Tatzen" mit *šēpum* „Fuß" (dazu unten 34). Wenn die Waffe nach links schaut, wird alles offen vor dir liegen, ist ein Analogieschluß, denn an der Facies visceralis ist der linke Rand flach (früher: Margo acutus), wenn man von der kräftig konkaven Facies (früher: *Cavum iecoris, Simum iecoris,* ὁ σιμὸς τοῦ ἥπατος) ausgeht.

13. Keulenförmige Parenchymauflagerungen auf der Gallenblase gibt es nicht, nur beetförmige sehr flache, dünne. Es kann sich also nur um ein Leber-Omen handeln. ubānum „Finger" ist ein Synonym zu rēš amūtim (5), meint also das *Caput iecinoris* der Haruspices. Die Analogie zur Apodosis bleibt mir vorerst unverständlich.

14. Ein weiter Ductus cysticus erlaubt zügigen Gallenabfluß, in Analogie dazu: Der Weg zum Ziel ist offen (Abb. 14).

15. Das „gewaltige Fressen" ist wohl vulgärer Ausdruck für li-pi-a-am mali „ist voll von Fett" (YOS *10*, 31 I 3 und ähnliche). Es handelt sich um die Cholesterinverschlammung der deutschsprachigen Chirurgie (Büdinger 1925), ein Erscheinungsbild der Cholecystitis lenta. Noch Hyrtl (1865) sprach von „Gallenfett". Dem „fetten Brocken" in der Gallenblase entspricht die Aussicht auf Beute in der Apodosis.

16. Die Parenchymgallenblase, d. h. völliger Einschluß der Gallenblase in der Leber, ist Persistenz des früh-fetalen Zustandes: Die Gallenblase entwickelt sich *in* der Leberanlage, aus der sie durch Parenchymreduction ganz („normal") oder nur teilweise freigelegt wird. Am häufigsten ist Persistenz von Parenchym über dem Corpus, während der Fundus (das blinde Ende) offen sichtbar ist. Dieser Fall wird hier beschrieben. Für den babylonischen

[1] Dies ist die 12. Zeile der von Scheil eingeführten Zählung, aber das 10. Omen der Tafel. Der unbekannte Schreiber hat deshalb das keilschriftliche Zahlzeichen für „X" an den Anfang gestellt, ebenso in Zeile 26 das XX. Omen markiert.

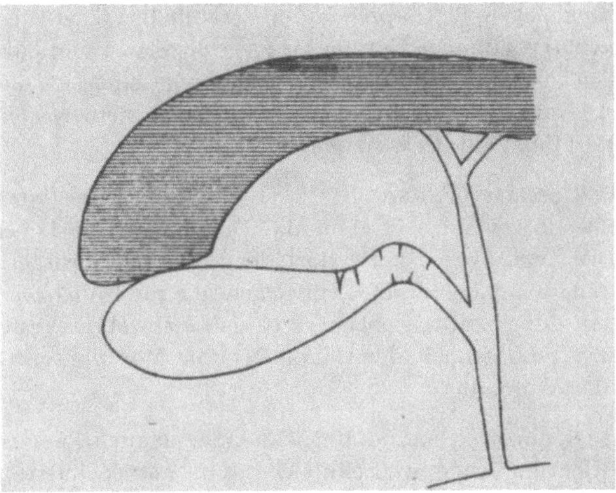

Abb. 14. Angeborene Erweiterungen des Ductus cysticus gehören zu den häufigeren Anomalien der Gallenwege. Prognostisch sind sie günstig, was offenbar schon die Bārû ahnten, wenn sie dies auch zunächst nur vordergründig *per analogiam vanam* schlossen. Aus KARLMARK (1927) mit freundlicher Erlaubnis des VEB Gustav Fischer Verlag, Jena.

Beobachter entstand der Eindruck, rēš martim „Kopf der Gallenblase" (*Fundus vesicae felleae*) habe sich durch einen Hügel hindurchgebohrt. SARGON ging analog durch die Finsternis (vgl. unten Nr. 23).

18. Eine freie Gallenblase ist nicht oder nur unvollständig mit der Leber verwachsen, genauer: in der Fetalperiode wurde auch das die Vesica fellea normalerweise fixierende Parenchym („Gallenbett" der Chirurgen) abgebaut. Die Gallenblase hat dann entweder ein Mesocystium, das sie locker mit der Leber verbindet, oder sie pendelt frei (Gefahr der Torsion mit Gangabschnürung!), beide Fälle werden als Vesica mobilis (PERNKOPF 1941) bezeichnet. Analogie zur Hungersnot ist für mich nicht nachvollziehbar, hier fehlen uns die physiologischen Vorstellungen der Babylonier.

19. Das Gallenblasenempyem wird hier beobachtet. Da es meist mit hohem Fieber einhergeht, ist es ein Wunder, daß ein so krankes Tier für die Opferschau ausgewählt wurde, gibt es doch Anweisungen für die Inspektion der Opferschafe (MEISSNER 1933—1934).[1] Daß der Befund negativ bewertet wurde, zeigt die ungünstige Apodosis.

[1] AfO **9**, 118ff.

21. Eine „trockene“ Delle (*impressio*) im Verlaufe des Ductus cysticus kann durch einen nach abgelaufener Entzündung verhärteten Lymphknoten infolge chronischen Druckes entstehen. Diesen Vorschlag verdanke ich ebenfalls Prof. Dr. D. STILLER (Halle). Auf die Analogie „trocken — kein Regen“ hat schon RIEMSCHNEIDER (1965) aufmerksam gemacht.

23. Als *Vesica occulta* (PERNKOPF 1941) wird die Persistenz jenes frühfetalen Zustandes bezeichnet, in dem die Gallenblase im Leberparenchym eingeschlossen ist (vgl. oben Nr. 16, dort der von den Chirurgen bevorzugte Ausdruck „Parenchymgallenblase“). Im Gegensatz zu (16) ist hier nichts darüber gesagt, daß der Fundus sichtbar sei (also *hier* totale Vesica occulta!). In Analogie zur Verborgenheit der Gallenblase die Mordvorhersage „im Verborgenen“, in der Wohnung.

24. Dies ist das einzige Omen dieser Tafel, für das ich keine Übersetzung oder auch nur Deutung wage, weil nambaz|s|ṣ|um[1] nur Spekulationen erlaubt, die ich mir verkneifen möchte. Da das rätselhafte Wort im Genetiv nach kīma „wie“ vor itaddât (zweifellos *Gtn* zu nadûm; vgl. v. SODEN [1972]) steht, wird offenbar die *ganze* rechte Gallenblasenwand mit *nambasum* verglichen.

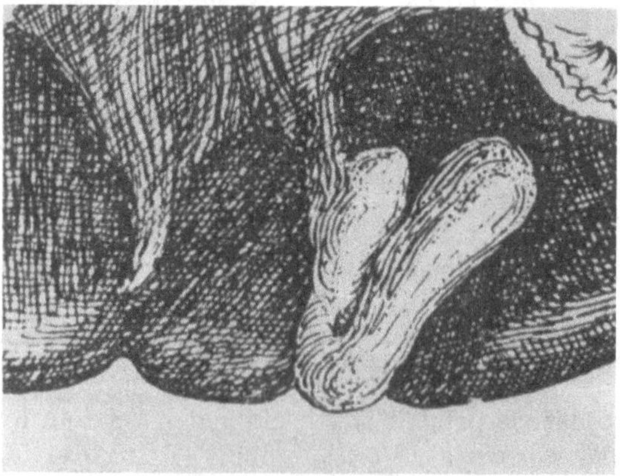

Abb. 15a. „Hufeisengallenblase“, Knickung im Corpus gegen die Uhrzeigerrichtung („von links nach rechts“). Formal gilt: Der Fundus liegt neben dem Collum, wenn auch das Collum deformiert ist. Offenbar 2fache Ausbildung der Incisura ligamenti teretis hepatis (dazu [41], S. 54), doch kann der Fundus einer Hufeisengallenblase nicht in einer der beiden Incisurae und auch nicht zwischen beiden liegen ([41] bezieht sich auf eine normale Gallenblase!). Ausschnitt aus einer Abbildung von BÜDINGER (1925a).

[1] sibilans incerta!

26. Hier wird ganz eindeutig die „Hufeisengallenblase" beschrieben, eine Anomalie, die BÜDINGER (1925) aus der Sicht des Chirurgen ausführlich bearbeitet hat. Diese Protasis legt die Annahme nahe, *qutnum* „Schmalheit" bezeichne das *Collum vesicae felleae* (vielleicht zuzüglich dem Infundibulum der Chirurgen, d. h. gangnahes Viertel oder Fünftel der Blase), während *maṣrāḫ martim* speziell den *Ductus cysticus* meint, beide Termini also nicht völlig deckungsgleich sind. Die Analogie zum Verrat der Ältesten ist für heutige Begriffe weit hergeholt: Offenbar ist rēš martim „Kopf der Gallenblase" (Fundus vesicae felleae) Sinnbild für den „Kopf der Stadt" (den Älte-

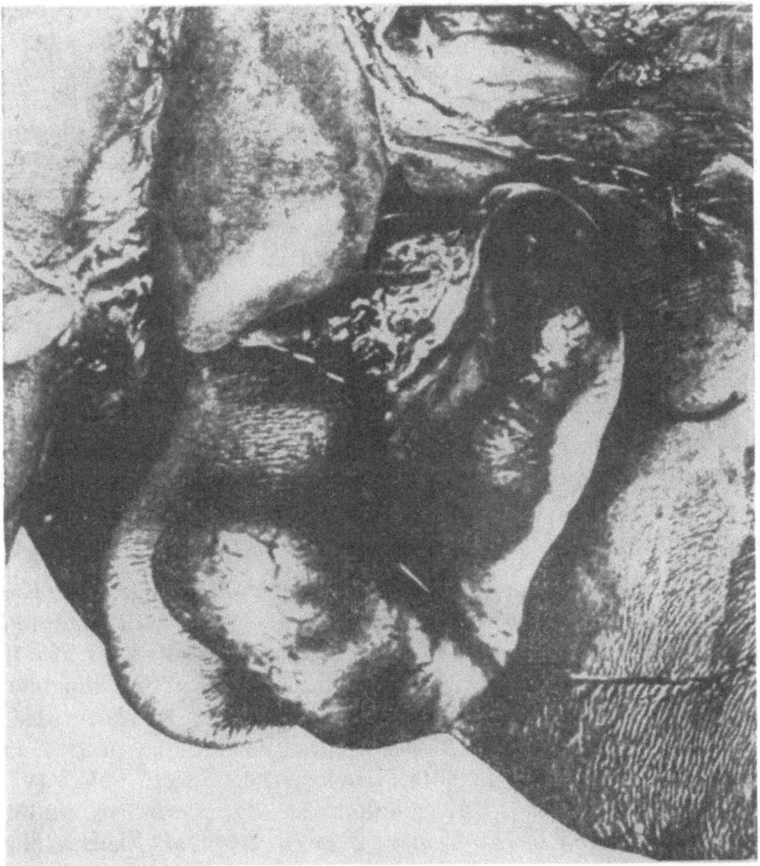

Abb. 15b. „Hufeisengallenblase", aber Knickung im Corpus in Uhrzeigerrichtung („von rechts nach links"). Dieser Fall könnte in VAT 8611, Nr. 19 (s. S. X), gemeint sein. Ausschnitt aus einer Abbildung von BÜDINGER (1925a).

stenrat), der zum Ausgang geht (dem Stadttor), um den Feind einzulassen. Man hätte im Text ina qú-ut-ni (Genetiv) *oder* ina qú-tu-un *martim* erwartet. Ob *martim* vom Schreiber vergessen wurde oder ob hier die *Sprechweise* der Fachleute unter sich versehentlich in die Schriftsprache schlüpfte (vgl. den deutschen oder englischen „Laborjargon" unserer Zeit, der die Grammatik oft mit Füßen tritt), muß offen bleiben (Abb. 15a, b).

28. *piṭrum* „Ablösung" (so der Wortsinn!) hat vielen Übersetzern Kopfzerbrechen bereitet: „Spalt" (RIEMSCHNEIDER 1965), „Riß" (EBELING 1933/34), „fente" (SCHEIL 1930). Da eine Gallenblasen-Perforation sofort zu einem Cholaskos (mit schwerem Schock) führt, scheiden diese Deutungen aus. Ohne jede Kenntnis babylonischer Omina haben WALZEL und GOLD (1925) den Ausdruck „Ablösung" in die deutsche Chirurgensprache eingeführt. Dabei handelt es sich um eine spontane Ablösung (im Wortsinn!) der Gallenblase aus ihrem „Bett" (s. oben Kommentar zu Nr. 18), wobei das Peritonaeum stets zusätzlich beschädigt, nämlich abgelöst wird (d. h. es entsteht eine Stelle, an der die Gallenblase von ihrem Serosa-Überzug entblöst ist). Die Wand der Blase bleibt dabei völlig dicht! Die Analogie zur Apodosis leuchtet mir nicht ein. Ich ergänze die im Original defekte Silbe, weil sie zum noch lesbaren Schlußkeil in der Autographie paßt und das Wort dann sinnvoll ist: Auf den Mittelmeerinseln und in Kleinasien gibt es mehr als 50 rezente Vulkane, Ausbrüche kommen in jedem Jahrhundert vor, und den starken Aschenregen einer massiven Eruption[1] treibt der Westwind (*amurrum*) auch nach Mesopotamien, wo man vor 4000 Jahren kaum wußte, wo der Dreck herstammt. *mukil rēš lemuttim* ist nach DEIMEL ein Epitheton Namtars, des dämonischen Götterboten. Die Analogie ist unklar (*rauhe* Gallenblase infolge Serosa-Defektes, *rauher* Boden nach Aschenablagerung?). „Mensch" bedeutet wie im Alten Testament kollektiv die Menschheit.

29. Merkwürdig ist in der Protasis „piṭrum 2". Die nachgestellte Kardinalzahl ist syntaktisch eine Betonung „*zwei* (!)", aber dann sollte man nicht den Singular, sondern den Dual (pi-iṭ-ra-an → piṭrān), allenfalls einen Plural (piṭrū oder piṭrānū) erwarten. Da aber vor „3" in (30) ebenfalls der Singular steht, scheint der Schreiber diese merkwürdige Konstruktion in voller Absicht gebraucht zu haben. Oder ist *doch* der Plural gemeint und pi-iṭ-rù zu lesen (allerdings ist rù sonst erst in mittelbabylonischen Texten üblich [v. SODEN 1948, Nr. 1])? v. SODENS (1972: mukillum [A, 1f]) Vorschlag, mukil rēšim *hier* für einen Leberteil zu halten und „2 mukil rēšim" als Akzenteinheit aufzufassen, halte ich für anatomisch wenig sinnvoll, da es am rēš martim keine

[1] Etwa der Thera-Vulkanausbruch um —1500 (PICHLER und SCHIERING [1978]).

besonderen Haltebänder gibt. Die „Kopfhalter" als Mörder müßten „Kammerdiener" oder ähnliche Personen bei Hofe sein.

30. Ob der Schreiber einmal EŠ vergessen hat, oder ob ihm re-eš im Zusammenhang mit piṭrum eindeutig genug zu sein schien, muß offen bleiben. Hier wieder die merkwürdige Singular-Schreibung „pi-iṭ-rum 3" (oder *doch* „pi-iṭ-rù 3" zu lesen?) wie mit „2" in (29). Hier verbietet es sich, „3 te-mu-um" („3 Pläne") verstehen zu wollen, weil dies grammatisch falsch, semantisch unverständlich und die alternative Lesung 3 te-mu-u_{16} unwahrscheinlich ist (u_{16} sonst erst *neu*babylonisch, also 1000 Jahre später!).

31. Wenn martum išdaša („Gallenblasenfundament") links fest ist, aber isiltum („Aufblähung") rechts gelöst ist, liegt ein realer Befund vor, wenn *išid martim* „Facies affixa vesicae felleae" und *isilti* (*martim*) „Corpus vesicae felleae" gesetzt werden: Links ist die Serosa defekt, die Gallenblase hat sich etwas in ihrem Bett gelöst, rechts aber nicht. Die Gegenseitigkeit von Defekt und Intaktheit ist wohl Analogie für den Tod des Heerführers (aber nicht den Verlust der Truppen). Der von RIEMSCHNEIDER (1965) vermutete Kopierfehler SCHEILS erscheint mir an den Haaren herbeigezogen, da Apodosen auch in anderen Omen-Texten in der 1. Person stehen, so abwegig uns das auch klingen mag.

32. Hier liegt ein „Schussel"-Fehler des Schreibers vor: rechts intakt *und* rechts defekt schließen sich aus! Der Text muß (vgl. 31) „... imittam kīnama u isilti šumēli paṭrat ..." heißen, also der spiegelbildliche Fall zu (31) gemeint sein. Wie schnell sich ein solcher Fehler einschleicht, zeigt RIEMSCHNEIDERS (1965) Übersetzung von Nr. 9, wo „ana šaplānu" mit „nach oben" (statt „nach unten") wiedergegeben wird.

34. Hier kommt der oben (Nr. 12, 13) erwähnte alternative Fall zu kakkum „Keule, Waffe" vor, nämlich šēpum „Fuß". Solche fuß- oder besser tatzenförmige accessorische Lappen gibt es an der Leber (dazu Befunde von ZYPKIN [1908], STERNBERG [1923] u. a.), aber — *ohne* kakkum als Alternative (!) — auch auf der Gallenblase (z. B. WALZEL und GOLD 1925). šēpum „Lobus accessorius planus seu pediformis hepatis" ist in den NA (in den BNA, JNA und PNA werden nur die regulären Bildungen und die wegen ihrer Häufigkeit quasiregulären Varietäten aufgeführt und benannt) nicht enthalten, die teratologische Nomenklatur ist noch nicht standardisiert. šēpum ina rēš martim ist der schwächste Fall von Parenchymgallenblase (dazu oben Kommentare zu Nr. 16 und 23), also Rest von fetaler Parenchymabdeckung der Gallenblase, sehr selten handelt es sich um ektopisches Parenchym des Pankreas. Auf dem rēš amūtim (= ubānum) „caput iecinoris" (s. oben Kommentar zu Nr. 5) ist eine šēpum nicht zu erwarten. Hier „thront" der Fuß auf der Gallen-

blase, also *obenauf* (aus der Sicht des Betrachters), dazu analog der prophezeite Aufstand (Abb. 16).

35. Gallenblasen-Verdoppelung (Abb. 17) ist selten (WISCHNEWSKY 1925, PRIESEL 1927, HANSER 1929), Erwartungswert etwa $E_2 = 1/4000$, Verdreifachung extrem selten ($E_3 = 1/4000^2 = 1/16000000$ nach der HELLINschen Regel). Wenn diese Blasen dann auch noch übereinander „reiten", statt wohlgeordnet parallel zu liegen, muß dies dem Bārûm als Vorzeichen von Verschwendung und Durcheinander (unter den königlichen Prinzen?) erscheinen: *Drei* Gallenblasen sind Verschwendung, wo doch eine genügt. „Vaterhaus" meint den gesamten Familienbesitz.

37. Blutungen in die Gallenblase sind meist ein Symptom schweren Gallensteinleidens (Cholelithiasis), auch infektiös-toxisch oder bei Herzfehler (Blutstau) können sie auftreten. Ein Stau des Blutes bis zur Gerinnung tritt ein, wenn zusätzlich ein Stein den Gallenabfluß versperrt. Die Notsituation der Gallenblase wird analog auf das Land übertragen.

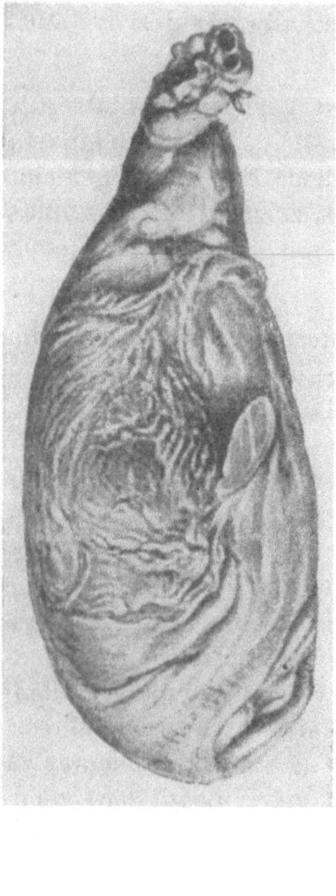

Abb. 16. Accessorischer Leberlappen auf der Gallenblase. Stets flach!, daher *Lobus accessorius pediformis*, von den Bārû *šēpum* „Fuß" genannt. Im vorliegenden Fall wurde von WALZEL und GOLD (1925) histologisch eindeutig Leberparenchym mit Lobuli um Venae centrales gefunden. Eine *šēpum* kann ausnahmsweise aber auch aus ektopischem Pankreas-Gewebe bestehen.

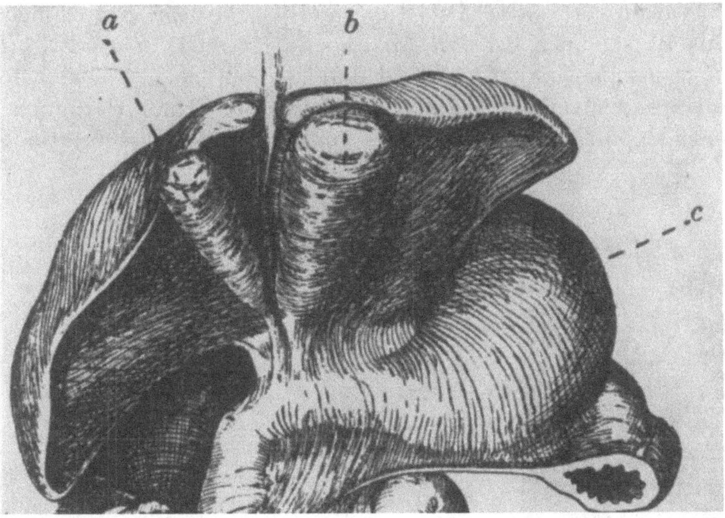

Abb. 17. Oberbauch-Situs bei Verdoppelung der Gallenblase. Der Vorderrand der Leber Margo inferior (PNA), Margo ventralis (JNA), Margo anterior (BNA), den die Bārû als den „unteren" (wie PNA) bezeichneten, ist angehoben, so daß man die Facies visceralis in ihrer natürlichen Lage sieht. *a* „normale" Gallenblase *rechts* vom Ligamentum teres hepatis, *b* die „überschüssige" links vom Band. *c* der Magen, der in das Duodenum übergeht, wo man die getrennten Einmündungen der beiden Ductus choledochi sehen kann (die beiden Vereinigungsstellen der beiden Ductus cystici mit dem [oder den?] Ductus hepaticus [hepatici?] sind nicht freipräpariert). Nach WISCHNEWSKY (1925). Doppelgallenblasen kommen beim Menschen etwa 1/4000 vor, die in SCHEIL *B*, Nr. 35, beschriebene Dreifachgallenblase etwa 1/16000000, bei Ruminantiern etwas häufiger.

38. RIEMSCHNEIDER (1965) meint „... wenn man bedenkt, zu welchen Vergleichen die Gallenblase die Phantasie der Opferschauer angeregt hat. Die Gallenblase (oder ihr „Kopf") kann sein: wie eine Mütze ...". Um diesen Vergleich anzustellen, braucht man keine blühende Phantasie, er drängt sich dem Untersucher geradezu auf: Die hier beschriebene Anomalie heißt seit BARTEL (1918) bei deutschsprachigen Pathologen, Teratologen und Chirurgen „phrygische Mütze" (s. auch KETTLER [1970]). Die „phrygische Mütze" macht fast 3/4 aller Gallenblasen-Mißbildungen aus, d. h. sie ist die häufigste Gallenblasen-Anomalie. Die Babylonier deuteten sie positiv: Analogie zum Schutzengel (wörtlich „Schutzgöttin"); (Abb. 18).

39. Extrem lange Gallenblasen können bizarre Lagen einnehmen, auch den „Processus pyramidalis" (s. oben Nr. 5, 13) — das Caput iecinoris der Haruspices (heute: Processus caudatus) — „umrahmen". Die Lage des Fundus

vesicae felleae im *bāb ekallim* „Palasttor" (bei den Haruspices „fissum iecinoris" [so bis ins 19. Jh. auch bei den Anatomen], ἡ διασφάξ; nach PNA *Incisura ligamenti teretis* [*hepatis*]) ist normal und hier nur noch einmal betont, um die Überlänge der Gallenblase zu dokumentieren. Dem „Herumirren" oder der „Verschleppung" der Gallenblase analog wird die Deportation geweissagt.

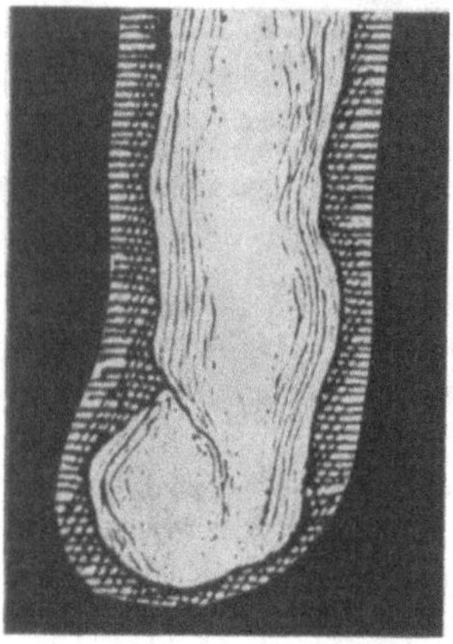

Abb. 18. Gallenblase mit abgeknicktem Fundus, sog. „phrygische Mütze" (BARTEL 1918). Auch die Bārû nannten diese häufigste Formabweichung der Gallenblase *kubšum* „Mütze". Nach BÜDINGER (1925a).

41. *Zwei* Incisurae ligamenti teretis können infolge einer Anomalie der Nabelvenen gelegentlich beobachtet werden. Auch die Kombination dieser Mißbildung mit überlanger Gallenblase (wie in Nr. 39) ist möglich, sogar wahrscheinlich, da gröbere Anomalien oft mit anderen gekoppelt sind (z. B. ist die Cystenleber [oben Nr. 4?] fast immer mit Cystenniere vergesellschaftet!). Der Fundus liegt „zwischen ihnen": gemeint ist wohl „zwischen den Incisuren". Auch ein keulenförmiger überzähliger Lappen an der rechten Leberhälfte kann hinzukommen, da überzählige Lappen immer durch eine abnorme Umgebung provoziert werden. Daß dieser *kakkum* auf der Gallenblase „reitet", d. h. sie überkreuzt, ist nicht unwahrscheinlich, auch nicht die Kombination auch noch mit einer „stabilen" Cyste, die nach Einbruch der Wand nicht zusammensintert. Das „Reiten" der „Keule" auf der Gallenblase wird offenbar als Analogie zum „Schlag auf den Feind", die stabile Cyste als Analogon für das dann „offen liegende" Allerheiligste des gegnerischen Tempels gesehen. Wenn ich *tākaltum* „Futteral" hier mit *Vestibulum bursae omentalis* (PNA) übersetze (früher: *saccus epiploicus*), dann deshalb, weil *abul kutum libbim* (YOS *10*, 9, 16) kaum etwas anderes als *Foramen epiploicum* (PNA) sein kann (*Hiatus* WINSLOWII, *Orificium epiploicum*), die Tasche hinter dem Kleinen Netz samt

Zugang also den Babyloniern bekannt gewesen sein muß, aber dann vergessen wurde, so daß WINSLOW (* 1669 in Dänemark, † 1760 in Paris) als Entdecker des „Hiatus“ gilt.

44. Die Protasis beschreibt eine völlig abnorme, aber realiter (selten!) zu beobachtende Anomalie der Gallenblasenlage: Sie liegt auf der falschen Seite (die embryologischen Bedingungen für partiellen Situs inversus der Gallenblase hat v. HOCHSTETTER [1886] aufgeklärt), ist offenbar überlang, und ihr Fundus liegt dorsal am Lobus caudatus (beim Ursprung des Processus caudatus ≙ Caput iecinoris [vgl. 5, 13, 39, 41]) anstatt am vorderen Leberrand in der Incisura ligamenti teretis. *išdi kussī ša ubānim* „Thronbasis des Fingers“ (d. h. des *Caput iecinoris*) ist offenbar eine respektvolle Benennung statt sonst üblichem išdi ubānim „Basis capitis iecinoris“ (heute *Pars dextra lobi caudati*) für den wichtigsten Leberteil in der Mantik. Den Anfang der Apodosis transliterierte SCHEIL (1930) „iš-ta-ka-an (orig. ša-ta-ka-an)[1] u-ma am-ra a-a-bi-šu a-na-ku ur-ra-am“ und übersetzte „le jour même où, moi, je dompte la masse de ses ennemis (?)“, war also selbst mit der Lösung nicht ganz glücklich. RIEMSCHNEIDER (1965) übernahm diese Transliteration (er korrigierte nur — korrekt! — „u_4-ma“), hielt sie aber für falsch (Kopierfehler!) und unübersetzbar. Ich glaube nicht an einen Kopierfehler: Die 1. Silbe lese ich $iš_7$ (also *ištakkan*)[2], dann schrieb der Tafelschreiber (um mit dem Platz auszukommen?) ideographisch TAM.MA^{am} RA...KU, was übersetzbar ist. Ob RA „ša“ (dann hätte er auch das kurze „ša“ setzen können) oder „ana“ (damit konnte er

[1] Es müßte wohl $ša_4$- heißen, wenn die anderen ša ohne Index stehen.

[2] *Begründung:* Die Tafel SCHEIL B enthält 16× die *eindeutig* ša zu lesende Silbe. 2× ist das Zeichen — gemäß SCHEILS Autographie — leicht beschädigt, aber die Lesung unstrittig. Die 14 wohlerhaltenen Schreibungen lassen sich — unter der Annahme einer sehr genauen Kopie (für die vieles spricht) — in 3 Varianten des individuellen Ductus des unbekannten Schreibers einteilen: 4× sieht das Zeichen wie BI.DIŠ aus, 3× wie TAB.UD, 7× wie DU = $ša_4$. Da in SCHEIL A der Lautwert ša im Wortzusammenhang durch das archaische Zeichen ŠA, als Pronomen aber durch das fragliche Zeichen ausgedrückt wird, entscheide ich mich dafür, es in SCHEIL B durchgehend $ša_4$ zu transliterieren. Darin weicht meine Transliteration sowohl von der SCHEILS (1930) als auch von der RIEMSCHNEIDERS (1965) ab. Wieder unter der Voraussetzung einer *sehr* genauen Kopie ist das vermeintliche „ša“ am Zeilenanfang von Zeile 45 (es wäre dann das 17. ša der Tafel) von den anderen 16 verschieden: Es enthält einen eingeschriebenen kleinen Keil, wäre also ša in hethitischen Schreibungen des Babylonischen. Der Autor hätte dann nur 1× ša, aber 16× $ša_4$ gesetzt, was unglaubhaft ist. Er hat vielmehr dieses Zeichen durch den „diakritischen Keil“ als von $ša_4$ verschieden gekennzeichnet und wohl eine der älteren Varianten von AB (die DEIMEL [1939; ŠGr Nr. 100] verzeichnet hat) in seinem individuellen Ductus aufgetragen, also den Lautwert iš durch $iš_7$ ausgedrückt.

ein Zeichen einsparen) zu lesen ist, kann ich nicht entscheiden. KU „ṭēmum" könnte auch DÚR „išdum" in Analogie zur Protasis sein, doch scheint mir ṭēmim sinngemäß zu sein: An der Leberunterseite ist alles „verkehrt", also versucht man „verkehrt herum" zu verhandeln, und der Sklave tötet seinen Herrn, womit die Gesellschaftsordnung auf den Kopf gestellt ist.

4. Rückblick und Ausblick

Die bisherigen Versuche, die Nomenklatur der klassischen Anatomie vollständig wiederherzustellen, sind unbefriedigend, wenn man die bisher letzte Zusammenstellung von Mani (1959) durchsieht. Die Quellenlage ist freilich ungünstig. Daß die Nomenklatur — speziell für Leber und Gallenblase — der ἱεροσκόποι und haruspices feiner war als die der Mediziner, ist nach Mani (1959) wohl sicher. Aber auch die Nomina anatomica haruspicum sind größtenteils verschollen. Etruskische Ausdrücke sind bisher nicht gefunden worden[1], aber auch unter den lateinischen und griechischen Termini sind von den bekannten nur wenige in ihrer Bedeutung wirklich sicher, d. h. anatomisch eindeutig bestimmten Strukturen zuzuordnen. Die lateinischen Klassiker sind wohl vollständig von Deecke (1882) erfaßt, einige von ihnen hatte schon Cuntz (1826) zusammengestellt, der auch die griechische Literatur auswertete (bei ihm fehlt aber z. B. noch Níkandros), doch sind viele Textstellen nicht eindeutig, z. T. widersprüchlich oder völlig falsch. Einige der antiken Autoren kannten offenbar nur vom Hörensagen, über was sie schrieben. Wüßte man z. B. nicht aus anderen Quellen, daß *fibra* und *caput extorum* (*seu in extis*) Synonyma sind, könnte man meinen, Ovid berichte von *zwei* verschiedenen Merkmalen bei der Leberschau, die den drohenden Bürgerkrieg künden:

Ovid, Metamorphosen **XV**, 794—795:

Victima nulla litat, magnosque instare tumultus
Fibra monet, caesumque caput reperitur in extis.

Zu deutsch etwa:

Opfer ohn' günstiges Zeichen, ja, Drohen des größesten Wirrwarrs
mahnet der Lappen, und Spalte im Kopfe der Leber sich zeiget.

Unter den griechischen Autoren bewahrte Níkandros wenigstens die Bedeutung von τράπεζα, und ihm, dem Arzt, Apollon-Priester und Dichter, ist Kompetenz zuzutrauen:

[1] Die derzeitige Kenntnis des Etruskischen reicht noch nicht aus, alle Götter und Dämonen zu identifizieren, deren Namen auf der Bronzeleber von Piacenza (Abb. 4a) aufgetragen sind (vgl. Pfiffig 1969, 1975).

Níkandros, Θηριακά:

... ἢ ἀπὸ κάπρου [559]
ἥπατος ἀκρότατον κέρσας λοβὸν ὅστε τραπέζης [560]
ἐκφύεται, νεύει δὲ χολῆς ὀχεδὸν ἠδὲ πυλάων [561],

was Scharf (1986[1]) übersetzte:

... so von des Ebers / Leber höchsten Lappen du fälltest, der aus dem Tische sproßt, es neigt sich aber der Galle Röhre und Pforten.

In den Scholien findet man weitere Ausdrücke der Eingeweideschau, aber ohne Lokalisationsmöglichkeit (Scharf 1986). Auch die in Mantiker-Fragmenten und bei Historikern eingestreuten Wörter können noch nicht bestimmten Leberteilen zugeordnet werden.

Damit ist aber nur ein einziger — *mensa* — der von Vesalius (1543) in lateinischer Entsprechung aufgeführten vier Termini verständlich. Ob bisher wesentliche lateinische bzw. griechische Textstellen übersehen worden sind, müßten wohl die Altsprachler kontrollieren.

Die babylonische Leberschau war vor der Auffindung der Keilschrifttafeln mit Eingeweide-Omen-Texten offenbar nur durch die Stelle im Alten Testament bekannt, die ich nach der Biblia Hebraica Stuttgartensia (1983) in Transliteration nach Meyer (1966—1972; § 7.3) und in möglichst genauer Übersetzung wiedergebe:

Ezechiel (Hesekiel) **21, 26.**

Transliteration

kī-‘åmaḏ mælæḵ-båbæl ’æl-’em haddæræḵ b^{e}rōš š^{e}nē hadd^{e}råḵīm liq^{e}såm-
-qæsæm qilqal baḥiṣṣīm šå’al batt^{e}råfīm rå’åh bakkåḇeḏ

„Denn es stellt sich der König von Babylon an den Scheideweg, an den Anfang zweier Wege, sucht durch Wahrsagen zu entscheiden, schüttelt die Lospfeile, fragt die Götter, sieht auf die Leber.“

Luthers sprachgewaltige Übersetzung der Stelle ist etwas freier.

1 Den griechischen Wortlaut gebe ich nach der Edition von Schneider (1856) wieder. Herr Kollege Prof. Dr. J. Werner machte mich freundlicherweise darauf aufmerksam, daß in [561] der Rhythmus des Hexameters durch die 3 Kürzen in ὀχεδόν gestört ist, außerdem darauf, daß nur ὀχετόν existiert. Er korrigiert daher nach der Neuausgabe von Gow (1953) in σχεδόν „nahe“. Damit wird der letzte Halbsatz anatomisch noch sinnvoller: „er (der Lappen) neigt sich aber **zur** Gallen **Nähe** und Pforten“ (wörtlich: „er neigt sich zur Gallenblase und zur Porta hepatis“). Statt κέρσας bietet Gow (1953) κέρσαι, was indes den Sinn nicht ändert. Herrn Werner verdanke ich auch den Hinweis auf Crugnola (1962), der aber für die hier zitierte Stelle nichts Neues bringt (andere Lesarten bei Scharf [1986] zitiert).

Ich hoffe, daß meine Interpretation der Texte VAT 8611 (KAR 150) und SCHEIL B (RA *27*, 149) nun eine Zuordnung des Terminus *kakkum* „μάχαιρα; culter“ gestattet, womit freilich erst der zweite Begriff von den 4 bei VESALIUS (1543) erwähnten Nomina Anatomica Antiqua geklärt wäre. Einige der babylonischen Bezeichnungen waren bereits von anderen Untersuchern in ihrer Bedeutung richtig erkannt worden, worauf ich nochmals ausdrücklich hinweisen möchte. Einige weitere hoffe ich im vorstehenden geklärt zu haben. Ich bin zunehmend davon überzeugt, daß Griechen, Etrusker[1] und Römer — sowohl die Mantiker als auch die Mediziner — ihre Terminologie nicht selbständig geschaffen, sondern weitgehend wörtliche oder sinngemäße Übersetzungen aus dem Ostsemitischen gebraucht haben. Einige der in Abbildung 5 aufgeführten Bezeichnungen lassen dies deutlich erkennen. Sollte sich dies künftig weiterhin bestätigen, dann gilt auch für die Anfänge der Anatomie das, was für die Astronomie längst sicheres Wissensgut ist: Die Wiege der Wissenschaft stand in Mesopotamien.

5. Liste der in VAT 8611 (KAR 150) vorhandenen Ideogramme (außer Kolophon)

Protasen		*Apodosen*	
GÌR	„šēpum“	A.ŠÀ	„eqlum“
^{giš}KU	„kakkum“	A ŠID	„ana minûtim“
MÁŠ	„ṣibtum“	^{giš}KU	„kakkum“ („Wüten“?)
SILIM.RI	„šulum ...“	^{lú}KÚR	„nakrum“
ŠÀ	„libbum“	MÁŠ.ŠU.GÍD.GÍD	„bārûm“
ŠI.ŠI	„padānum“	MU	„šattum“
ŠU.SI	„ubānum“	MU.BI	„šumum“
ZÉ	„martum“	NUN	„rubûm“
		RI.RI.GA	„miqittum“
		URU^{ki}	„ālum“

Liste der in Scheil B (RA 27, 149) vorhandenen Ideogramme

Protasen		*Apodosen*	
DIŠ	„šumma“	É.GAL^{al}	„ekallum [→ ekal]“
EŠ	„amūtum“	KASKAL^{i}-ja	„ḫarrānum [→ ḫarrānija]“
EŠ	„martum“	KU	„ṭēmum“
KA	„appum“	^{giš}KU	„kakkum“

[1] s. Fußnote S. 56.

Protosen		*Apodosen*	
KÁ É.GAL	„bāb ekallim“	^{lú}KÚR	„nakrum“
^{giš}KU	„kakkum“		[^{lú}KÚR^{rum} „nakrum“]
ŠU.SI	„ubānum“	LÚ	„awīlum“
		LUGAL	„šarrum“
		^{d}NINNI$_{6}$	„Ištar“
		RA	„ana?“
		ŠÀ	„libbum“
		TAM.MA^{am}	„talīmum [→ talīmam]“

Danksagung

Den Herren Akademie-Mitgliedern Prof. Dr. Dr. h. c. R. Meyer und Prof. Dr. J. Werner danke ich herzlichst für die kritische Durchsicht des Manuskriptes und einige wertvolle Literaturhinweise, Frau R. Pieper für die sorgfältige Reinschrift des aufwendigen Manuskriptes, Herrn Dr. H. Helwin für die sachkundigen Graphiken.

Literatur

Adler, (o. Vornamen): Zur Pathologie der Gallenblase. Dtsch. med. Wschr. **18**, 57 (1892)

Anders, H. E.: Die Mißbildungen des Darmkanals und der Verdauungsdrüsen, einschließlich der Kloakenmißbildungen. In: Schwalbe, E. und G. B. Gruber (Eds.), Die Morphologie der Mißbildungen des Menschen und der Tiere. Bd. **3**/3, 375–482. Jena: Fischer 1927–1958

Aschoff, L.: Peritoneum. In: Aschoff, L. (Ed.), Pathologische Anatomie, 6. Aufl., Bd. **2**, 816–834. Jena: Fischer 1923

Bartel, J.: Über eine Formanomalie der Gallenblase und ihre biologischen Beziehungen. Wien. klin. Wschr. **31**, 605–611 (1918)

Beer, G. und Meyer, R.: Hebräische Grammatik, 2. Aufl., 2 Bde. (Sammlung Göschen Nr. 763–764a). Berlin: W. de Gruyter 1952/55

Biblia Hebraica Stuttgartensia (BHS). Stuttgart: Württembergische Bibelanstalt 1967/77; Neudruck 1983

Budde, M.: Ein Choledochusdivertikel und seine Deutung. Virchows Arch. pathol. Anat. **252**, 442–448 (1924)

Budde, M.: Über Hemmungsbildungen an den Gallenwegen. Münch. med. Wschr. **72**, 1330–1331 (1925)

Budde, M.: Über Überschußbildungen an den Gallenwegen. Münch. med. Wschr. **72**, 848–849 (1925)

BÜDINGER, K.: Stauungsgallenblase, mechanische Cholecystitis, Umkippen der Gallenblase, Ligamentum cysto-colicum. Arch. klin. Chirurg. **135**, 117—137 (1925)

BÜDINGER, K.: Verstopfung der Gallenwege durch Cholesterinschlamm. Arch. klin. Chirurg. **135**, 406—412 (1925)

CRAIG, J. A.: Astrological-Astronomical Texts copied from the original tablets in the British Museum. Leipzig: Hinrichs 1899

CRUGNOLA, A.: Glosse inedite ai Theriaca di Nicandro. Ist. Lombardo (Rend. Lett.) **96**, 367—398 (1962)

CUNTZ, C.: De Graecorum extispiciis. Diss. inaug. Univ. Gottingae 1826

DEECKE, W.: Das Templum von Piacenza. In: Etruskische Forschungen **4**, 1—100. Stuttgart: Heitz 1880

DEECKE, W.: Nachtrag zum templum von Piacenza (die Leber ein templum). In: Etruskische Forschungen und Studien (NF) **2**, 65—87. Stuttgart: Heitz 1882

DEIMEL, A.: Šumerisches Lexikon. 4 Bde. in 9 Teilen. Rom: Verlag des Päpstlichen Bibelinstitutes 1925—1950

DEIMEL, A.: Šumerische Grammatik mit Übungsstücken und zwei Anhängen. 2. Aufl. Roma: Verlag des Päpstl. Bibelinstituts 1939[1]

EBELING, E.: Keilschrifttexte aus Assur religiösen Inhalts. Bd. **1**. Leipzig: Hinrichs 1919

EBELING, E.: Ein altbabylonischer Opferschautext in assyrischer Abschrift. Arch. Orientforsch. **9**, 326—329 (1933—1934)

EPPING, J.: Astronomisches aus Babylon, oder das Wissen der Chaldäer über den gestirnten Himmel. Unter Mitwirkung von J. N. STRASSMAIER. Freiburg i. Br.: Herdersche Verlagsbuchhandlung 1888

FRIEDEL, A.: Form und „Zwerchfellfurchen“ der Leber. Z. Anat. Entwickl.gesch. **64**, 445—475 (1922)

GROTEFEND, G. F.: Praevia de cuneatis quas vocant inscriptionibus Persepolitanis legendis aut explicandis relatio. Götting. gelehrte Anz. **1802**, 1481—1487 (1802)

GROTEFEND, G. F.: Neue Beiträge zur Erläuterung der persepolitanischen Keilschrift. Hannover: Hahn'sche Hofbuchhandlung 1837

HANSER, R.: Gallenblase und Gallenwege. In: HENKE, F. und LUBARSCH, O. (Eds.), Handbuch der speziellen pathologischen Anatomie und Histologie. Bd. **5**/2, 748 bis 873. Berlin: Springer 1929

HANSER, R.: Mißbildungen der Leber. In: HENKE, F. und LUBARSCH, O. (Eds.), Handbuch der speziellen pathologischen Anatomie und Histologie. Bd. **5**/1, 1—70. Berlin: Springer 1930

HERZOG, K. H.: Leber, Gallenwege und portale Hypertension. In: SERFLING, H. J., K. L. SCHOBER und W. SCHMITT (Eds.), Spezielle Chirurgie. 382—409. Leipzig: Barth 1971

HOCHSTETTER, F.: Anomalien der Pfortader und der Nabelvene in Verbindung mit Defekt oder Linkslage der Gallenblase. Anomalien der Vena coronaria ventriculi. Arch. Anat. Entwickl.gesch. **1886**, 369—384 (1886)

HOLMA, H.: Die Namen der Körperteile im Assyrisch-Babylonischen — eine lexikalisch-etymologische Studie. Leipzig: A. Pries 1911

[1] Enthält einige archaische Zeichenvarianten, die im Lexikon noch nicht gebucht sind.

HORSTMANN, C.: Geschichte der Augenheilkunde. In: PUSCHMANN, Th., M. NEUBURGER und J. PAGEL (Eds.), Handbuch der Geschichte der Medizin. Bd. **3**, 489–572. Jena: Fischer 1905

HYRTL, J.: Handbuch der topographischen Anatomie. 5. Aufl., 2 Bde. Wien: Braumüller 1865

HYRTL, J.: Lehrbuch der Anatomie des Menschen, mit Rücksicht auf physiologische Begründung und praktische Anwendung. 12. Aufl. Wien: Braumüller 1873

HYRTL, J.: Das Arabische und Hebräische in der Anatomie. Wien: Braumüller 1879

JASTROW, M.: Die Religion Babyloniens und Assyriens. 2 Bde. Gießen: Ricker 1905/1912

KANTOR, H.: Zwei Fälle von Lebermißbildung. Virchows Arch. pathol. Anat. **174**, 571–576 (1903)

KARLMARK, E.: Über die chirurgische Anatomie der Klappen in der Gallenblase und dem Ductus cysticus beim Menschen. Anat. Anz. **63**, 97–106 (1927)

KETTLER, L. H.: Die Leber und die Gallenwege. In: KETTLER, L. H. et al. (Eds.), Lehrbuch der Speziellen Pathologie, S. 321–401. 2. Aufl. Jena: VEB Gustav Fischer Verlag 1970

KITTEL, R. (Ed.): Biblia Hebraica. Ed. III. Stuttgart: Württembergische Bibelanstalt 1937

KÖCHER, F.: Keilschrifturkunden aus Boghazköi. Bd. **37**. Berlin: Akademie-Verlag 1953

KRAUSPE, C.: Über Hypoplysie des rechten Leberlappens. Virchows Arch. pathol. Anat. **247**, 180–186 (1923)

KUGLER, F. X.: Die Babylonische Mondrechnung. Freiburg/Br.: Herder 1900

KUGLER, F. X.: Sternkunde und Sterndienst in Babel. 3 Bde. Münster: Aschendorffsche Verlagsbuchhandlung 1907–1935

LANDSBERGER, B.: Die angebliche babylonische Notenschrift. Arch. Orientforsch., Suppl. **1**, 170–178 (1933)

LANDSBERGER, B. und KRUMBIEGEL, I.: Die Fauna des alten Mesopotamien nach der 14. Tafel der Serie ḪAR-ra = ḫubullu. Abh. phil.-histor. Kl. Sächs. Akad. Wiss. **42**, Nr. 6, 1–144 (1934)

LEDÉNYI, J.: Vier Fälle von Leberanomalien. Anat. Anz. **72**, 281–294 (1931)

LEUTERT, G.: Die anatomischen Nomenklaturen von Basel, Jena, Paris in dreifacher Gegenüberstellung. Leipzig: VEB Georg Thieme 1963

MAGNUS, H.: Medicin und Religion in ihren gegenseitigen Beziehungen: Geschichtliche Untersuchungen. Abh. Gesch. Medizin (Breslau) **1**, 1–68 (1902)

MAGNUS, H.: Zur Kenntnis der im Gesetzbuche des Hammurabi erwähnten Augenoperationen. Dtsch. med. Wschr. **29**, 416–418 (1903)

MANI, N.: Die Vorstellungen über Anatomie, Physiologie und Pathologie der Leber in der Antike. Basel: Schwabe 1959

MANI, N.: Die historischen Grundlagen der Leberforschung. II: Die Geschichte der Leberforschung von Galen bis Claude Bernard. Basel/Stuttgart: Schwabe 1967

MEISSNER, B.: Omina zur Erkenntnis der Eingeweide des Opfertieres. Arch. Orientforsch. **9**, 118–122; 329–330 (1933–1934)

METTE, A. u. I. WINTER: Geschichte der Medizin — Einführung in ihre Grundzüge. Berlin: VEB Volk und Gesundheit 1968

MEYER, R.: Hebräische Grammatik. 4 Bde. (Sammlung Göschen 763/763b, 764/764b, 5765, 4765). Berlin: W. de Gruyter 1966—1972

MEYER-STEINEG, Th. u. K. SUDHOFF: Geschichte der Medizin im Überblick mit Abbildungen. 4. Aufl., herausgg. von B. v. HAGEN. Jena: G. Fischer 1950

NICANDREA Theriaca et Alexipharmaca, recensuit etc. O. SCHNEIDER. Lipsiae: B. G. Teubner 1856

The Poems and Poetical Fragments. Ed. with a translation and notes by A. S. F. Gow and A. F. SCHOLFIELD. Cambridge: University Press 1953

NOUGAYROL, J.: Deux figures oubliées (K. 2092). Rev. d'Assyriol. **68**, 61—68 (1974)

OEFELE, F. Frh. v.: Keilschriftmedizin: Einleitendes zur Medizin der Kouyunjik-Collection. Abh. Gesch. Medizin (Breslau) **3**, 1—56 (1902)

OVIDIUS NASO, P.: Metamorphoses. (OVIDS Metamorphosen ed. M. FICKELSCHERER). 10. Aufl. Leipzig—Berlin: B. G. Teubner 1926

PERNKOPF, E.: Topographische Anatomie des Menschen. Bd. 2/1. Berlin—Wien: Urban & Schwarzenberg 1941

PFIFFIG, A. J.: Religio Etrusca. Graz: Akademische Druck- und Verlagsanstalt 1975

PFIFFIG, A. J.: Die etruskische Sprache. Versuch einer Gesamtdarstellung. Graz: Akademische Druck- und Verlagsanstalt 1969

PFUHL, W.: Die Gallenblase und die extrahepatischen Gallengänge. In: Handbuch der mikroskopischen Anatomie des Menschen, Bd. 5/2, 426—462. Berlin: Springer 1932

PICHLER, H. und W. SCHIERING: Der Ausbruch des Thera-Vulkans um 1500 v. Chr. Archäologische Datierung, Eruptionsverlauf und Auswirkungen auf die minoische Kultur Kretas. Naturwissenschaften **65**, 605—610 (1978)

POPESKO, P.: Atlas der topographischen Anatomie der Haustiere. 3 Bde. Stuttgart: Enke 1979

PRIESEL, A.: Verdoppelung der Gallenblase beim Menschen. Virchows Arch. pathol. Anat. **265**, 76—83 (1927)

PRIESEL, A.: Über Pigmentablagerung in der Gallenblasenwand des Menschen. Zbl. allg. Pathol. pathol. Anat. **40**, 181—184 (1927)

RIEMSCHNEIDER, K. K.: Ein altbabylonischer Gallenomentext. Z. Assyriol. **57**, 125 bis 145 (1965)

ROSTOWZEW, M. J.: Ein Fall von hochgradiger cystischer Erweiterung des Ductus choledochus. Dtsch. med. Wschr. **28**, 739—741; 758—759 (1902)

ROUX, W.: Über die Entwicklung der Leber. Arch. Entw.mech. Organismen **51**, 310 bis 314 (1922)

SANDRITTER, W. und C. THOMAS: Makropathologie. 3. Aufl. Stuttgart/New York: Schattauer 1975

SCHARF, J. H.: Die Sonnenuhr. Nova acta Leopold. NF **54**, Nr. 245, 283—411 (1981)

SCHARF, J. H.: Die Herkunft einiger Tierkreiszeichen und ihrer heutigen Benennung. Sterne (Leipzig) **62**, 159—163 (1986)

SCHARF, J. H.: Die Nomina anatomica im System der Wissenschaftssprache im Wandel der Zeiten. Verh. anat. Ges. **80**, 27—73 (1986)

SCHEIL, V.: Documents et arguments. 4: Oracles au sujet de SARGON l'Ancien. Rev. d'Assyriol. **26**, 9–10 (1929)

SCHEIL, V.: Nouveaux présages tirés du foie. Rev. d'Assyriol. **27**, 141–154 (1930)

SCHIPPERGES, H.: Moderne Medizin im Spiegel der Geschichte. Stuttgart: Thieme 1970

SCHUMACHER, O.: Über eine Dystopie der Gallenblase bei abnormer Aufteilung der V. portae. Anat. Anz. **69**, 453–459 (1930)

SCHUSTER, H.: Über angeborene Gallengangsatresie. Frankfurt. Z. Pathol. **33**, 513–520 (1926)

SIMMEL, H.: Über die Atresie der großen Gallenwege als echte Mißbildung. Zbl. allg. Pathol. pathol. Anat. **32**, 593–599 (1921/22)

SIWE, ST. A.: Die Leber. In: L. BOLK, E. GÖPPERT, E. KALLIUS und W. LUBOSCH (Eds.), Handbuch der vergleichenden Anatomie der Wirbeltiere. Bd. **3**, S. 725 bis 774. Berlin–Wien: Urban & Schwanzenberg 1937

SLÍPKA, J.: Multiple pregnancies and conjoined twins in the history of Mesopotamia. Plzeň. lék. Sborn. **31**, 13–24 (1968)

v. SODEN, W.: Das akkadische Syllabar. (Analecta orientalia **27**). Roma: Pontificium Institutum Biblicum 1948

v. SODEN, W.: Akkadisches Handwörterbuch. 3 Bde. Wiesbaden: Harrassowitz 1965 bis 1981

STERNBERG, C.: Leber, Gallenblase und Gallenwege, Pankreas. In: ASCHOFF, L. (Ed.), Pathologische Anatomie. Bd. **2**, S. 835–905. 6. Aufl. Jena: Fischer 1923

STIEDA, L.: Anatomisch-archäologische Studien. I. Über die bildlichen Darstellungen der Leber. Anat. Hefte **15**, 673–720 (1900). II. Anatomisches über alt-italische Weihgeschenke (Donaria). Anat. Hefte **16**, 1–83 (1901). III. Die Infibulation bei Griechen und Römern. Anat. Hefte **19**, 240–309 (1902)

THOMPSON, R. C.: The reports of the magicians and astrologers of Nineveh and Babylon in the British Museum. 2 Vols. London: Luzac & Co. 1900

TÖPLY, R. Ritter v.: Geschichte der Anatomie. In: PUSCHMANN, Th., NEUBURGER, M. u. J. PAGEL, Handbuch der Geschichte der Medizin. Bd. **2**, S. 155–326. Jena: G. Fischer 1903

VAN DER WAERDEN, B. L.: Erwachende Wissenschaft. Bd. **2**: Anfänge der Astronomie. 2. Aufl. Basel/Boston/Stuttgart: Birkhäuser 1980

VESALIUS, A.: De humani corporis fabrica libri septem. Basileae: Johannes Oporinus 1543 [Ha 14 – G 74 P.]

WALZEL, P. und E. GOLD: Zur Anatomie der sogenannten Nebenleber (Hepar succenturiatum). Arch. klin. Chir. **135**, 138–142 (1925)

WEIDNER, E.: Keilschrifttexte aus Babylon. Arch. Orientforsch. **16**, 71–75 (1952–1953)

WISCHNEWSKY, A. W.: Doppelgallenblase, während der Operation aufgedeckt. (Ektomie der erkrankten supplementären Blase.) Arch. klin. Chirurg. **135**, 779–781 (1925)

WÖLFEL, D. J.: Die Religion der Etrusker. In: Die Religionen des vorindogermanischen Europa, S. 269–274. (Nachdruck). Hallein: Burgfried-Verlag H. Nowak 1980

WOERNER, E.: Ein Fall von kongenitalen Längsfurchen an der Leber eines Neugeborenen. Anat. Anz. **63**, 106–114 (1927)

ZYPKIN, S. M.: Ein Fall von angeborener Hypoplasie der Leber. Virchows Arch. pathol. Anat. **194**, 63–71 (1908)

Band 115

Heft 1 Prof. Dr. rer. nat. HERMANN BERG, Wilhelm Ostwald — Erkenntnisse über die Biosphäre 1981. 36 Seiten — 7 Abbildungen — 3 Tabellen — 8° — M 6,–

Heft 2 Prof. Dr. sc. KLAUS DÖRTER, Aphorismen zur Qualität des Bewässerungswassers 1981. 31 Seiten — 11 Abbildungen — 11 Tabellen — 8° — M 6,–

Heft 3 Prof. Dr. Ing. Dr. rer. nat. h. c. PAUL GÖRLICH, Die geschichtliche Entwicklung des wissenschaftlichen Gerätebaus und seine zukünftige Bedeutung 1981. 36 Seiten — 8° — M 6,–

Heft 4 Prof. Dr. WOLFGANG BUCHHEIM, Albert Einstein als Wegbereiter nachklassischer Physik 1981. 29 Seiten — 8° — M 4,–

Heft 5 Prof. Dr.-Ing. HERBERT KRUG, Die Technologie der Brikettierung von Weichbraunkohle im Lichte der Verfahrenstechnik und der besseren Nutzung dieses Energieträgers 1982. 20 Seiten — 13 Abbildungen — 8° — M 3,–

Heft 6 Prof. Dr. ERNST NEEF, Der Verlust der Anschaulichkeit in der Geographie und das Problem der Kulturlandschaft 1981. 34 Seiten — 8° — M 5,–

Band 116

Heft 1 Prof. Dr. WERNER RIES, Studien zum biologischen Alter 1982. 27 Seiten — 10 Abbildungen — 8° — M 4,–

Heft 2 Prof. Dr. RUDOLF SACHSENWEGER, Augenunabhängige optosensorische Wahrnehmungsformen 1983. 19 Seiten — 8° — M 4,–

Heft 3 Prof. Dr. HANS-GEORG SCHÖPF, Die Griechen und die Natur 1983. 62 Seiten — 8° — M 8,–

Heft 4 Prof. Dr. Ing. JÁN BENETIN, Mathematisches Modell für das Wachstum von landwirtschaftlichen Kulturen und seine Verwertung in der quantitativen Beurteilung des Bewässerungseffektes auf die Steigerung der Ernteerträge 1983. 36 Seiten — 18 Abbildungen — 3 Tabellen — 8° — M 6,–

Heft 5 Prof. Dr. HANS DRISCHEL †, Neues über die Pupille 1983. 30 Seiten — 26 Abbildungen — 8° — M 4,–

Heft 6 Prof. Dr. BENNO PARTHIER, Der Beitrag der Molekularbiologie zur Evolutionserkenntnis 1983. 41 Seiten — 19 Abbildungen — 2 Tabellen — 8° — M 6,–

Heft 7 Prof. Dr. ADOLF WATZNAUER, Die Rolle des Radons (Isotop ^{222}Rn) als Umweltfaktor — eine Übersicht 1983. 34 Seiten — 3 Abbildungen — 4 Tabellen — 8° — M 5,–

Band 117

Heft 1 Prof. Dr. sc. KLAUS DÖRTER, Einige Aspekte zum landeskulturellen Nutzen des Meliorationswesens 1984. 31 Seiten — 10 Abbildungen — 11 Tabellen — 8° — M 8,–

Heft 2 Prof. Dr. HERBERT BECKERT, Nichtlineare Elastizitätstheorie 1984. 58 Seiten — 8° — M 8,–

Heft 3 Prof. Dr. HERBERT JORDAN, Zur funktionellen Normalität des Menschen 1984. 29 Seiten — 15 Abbildungen — 1 Tabelle — 8° — M 4,–

Heft 4 Dr. ARND BERNHARDT / KLAUS-DIETER JÄGER / KARL MANNSFELD / INGE HARTSCH, Beiträge zum Problemkreis des Landschaftswandels 1985. 101 Seiten — 3 Abbildungen — 5 Tabellen — 2 Übersichten — 8° — M 14,–

Heft 5 Prof. Dr. OTT-HEINRICH KELLER, Das Zählen als angeborene Verhaltensweise 1984. 36 Seiten — 11 Abbildungen — 8° — M 6,–

Heft 6 Prof. Dr. WOLFGANG BUCHHEIM, Komplementarität nach Niels Bohr — physikgeschichtliche Episode oder universale Kategorie von Ergänzung? 1984. 30 Seiten — 3 Tabellen — 8° — M 4,–

Heft 7 Prof. Dr. BENNO PARTHIER, Gene, Gentechnik, Genmanipulation 1984. 28 Seiten — 7 Abbildungen — 8° — M 4,–

Band 118

Heft 1 Prof. Dr. HANS JÜRGEN RÖSLER, Geowissenschaften und Geochemie 1985. 24 Seiten — 11 Abbildungen — 8° — M 4,–

Heft 2 Prof. Dr. HERBERT BECKERT, Axiomatik — Mathematik und Erfahrung 1985. 19 Seiten — 8° — M 3,–

Heft 3 Prof. Dr. HERMANN BERG, Zellfusion, Transformation und Pharmakainkorporation durch Elektrostimulation 1985. 27 Seiten — 15 Abbildungen — 8° — M 4,–

Heft 4 Prof. Dr. N. JOACHIM LEHMANN, Die analytische Maschine, Grundlagen einer Computer-Analytik 1985. 64 Seiten — 5 Abbildungen — 8° — M 8,–

Heft 5 Prof. Dr. DIETRICH UHLMANN, Die anthropogene Eutrophierung der Gewässer – Ein umkehrbarer Prozeß?
1985. 32 Seiten – 16 Abbildungen – 8° – M 4,–

Heft 6 Prof. Dr. FRIEDRICH WOLF, Dr. MAGDALENA WEISE, Der Sirotherm-Prozeß – Ein Verfahren zur rationellen Wasserentsalzung 1986. 31 Seiten – 12 Abbildungen – 7 Tabellen – 8° – M 4,–

Heft 7 Dr. sc. RUTH ZWICKER / Dr. sc. HERBERT PÜHRER / GERHARD PLÖTNER / Prof. Dr. med. HERBERT JORDAN, Prof. Dr. WOLFGANG BUCHHEIM, Modellversuche zum Vervoreffekt nach V. VOUK unter biophysikalischen Gesichtspunkten
1986. 52 Seiten – 14 Abbildungen – 11 Tabellen – 8° – M 7,–

Band 119

Heft 1 Prof. Dr. WERNER RIES, Methoden und Erkenntnisse der Alternsforschung
1986. 31 Seiten – 20 Abbildungen – 8° – M 4,–

Heft 2 Prof. Dr. HEINZ PENZLIN, Die Erscheinung des Lebendigen in unserer Welt
1986. 91 Seiten – 10 Abbildungen – 3 Tabellen – 8° – M 12,–

Heft 3 Prof. Dr. HANS-HEINZ EMONS, Dr. sc. phil. Dr. rer. nat. HANS-HENNING WALTER, Historische Entwicklung und zukünftige Tendenzen der Siedesalz-Produktion unter besonderer Berücksichtigung der ehemaligen Salinen im sächsisch-thüringischen Raum
1986. 42 Seiten – 19 Abbildungen – 4 Tabellen – 8° – M 6,–

Heft 4 Prof. Dr. HERBERT JORDAN, „Basimetry": Ansätze einer chronotherapeutischen Urteilsbildung
1987. 31 Seiten – 16 Abbildungen – 1 Tabelle – 8° – M 4,–

Heft 5 Dr. sc. HARALD HILBIG, Existenzsätze für einige Totwasserprobleme der Hydrodynamik
1987. 101 Seiten – 21 Abbildungen – 8° – M 14,–

Heft 6 Dr. MATTHIAS SACHSENWEGER, Dr. ULRICH SACHSENWEGER, Das Raumsehen bei bewegten Objekten auf der Basis der dynamischen Stereoskopie und der Bewegungsparallaktoskopie sowie seine Bedeutung für Arbeits- und Verkehrsmedizin *In Vorbereitung*

Band 120

Heft 1 Prof. Dr. HERMANN BERG u. a.: Kanzerostatische Anthrazykline, physikochemische Eigenschaften und Wirkungsmechanismen *In Vorbereitung*

Heft 2 Prof. Dr. ARTUR LÖSCHE, Der Kernspin: Von der Hypothese zum modernen Analysenwerkzeug. (Eine beinahe geschichtliche Betrachtung um der Sache willen) *In Vorbereitung*

Heft 3 Prof. Dr. Dr. h. c. JOACHIM SCHARF, Anfänge von systematischer Anatomie und Teratologie im alten Babylon *Vorliegendes Heft*

Einzel- oder Fortsetzungsbestellungen durch eine Buchhandlung erbeten

Sitzungsberichte bis Band 108
durch das Zentralantiquariat der Deutschen Demokratischen Republik, Leipzig,
ab Band 109 durch die Universitätsbuchhandlung, 7010 Leipzig, zum Teil noch lieferbar

AKADEMIE-VERLAG BERLIN
DDR-1086 Berlin, Leipziger Straße 3–4

ISBN 3-05-500481-7
ISSN 0371-327X

Kolibri 360 GmbH
Ferdinand-Jühlke-Straße 7
99095 Erfurt, Deutschland
produktsicherheit@kolibri360.de